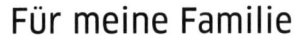

Für meine Familie

Impressum

Originalausgabe – 1. Auflage
ISBN: 978-3-946865-16-2
Copyright © 2024 Highline Verlag GmbH, Reichshof

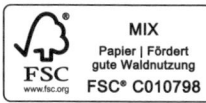

Autor: Dr. Simon Müller
Herausgeberin: Dr. Judith Hoffrichter
Lektorat, Korrektorat: Johanna Konertz, Tobias Schwaibold, Sven Thiele
Schlusslektorat: Dr. Sophie Fendel
Umschlaggestaltung, Layout: Kerstin Möller

Satz: PER MEDIEN & MARKETING GmbH
Cover-Foto: Nadia Christiani
Fotos Innenseiten: Nadia Christiani, Dr. Simon Müller

Printed in Europe

Bibliografische Information der Deutschen Nationalbibliothek
Die Deutsche Nationalbibliothek verzeichnet diese Publikation in der Deutschen
Nationalbibliografie; detaillierte bibliografische Daten sind im Internet über
http://dnb.d-nb.de abrufbar.

Weitere Infos unter:
www.highline-verlag.de
https://www.zahnarzt-in-kastellaun.de
https://www.sichere-amalgamentfernung-kastellaun.de
https://www.keramikimplantate-kastellaun.de

DR. SIMON MÜLLER

AMALGAM IM MUND ...
Was nun?

Ein Zahnarzt klärt auf

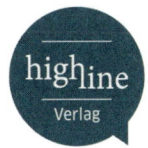

Inhalt

Vorbemerkung

Manche der in diesem Buch vorgestellten Behandlungen, Therapien und diagnostischen Verfahren werden nicht von allen Krankenkassen bzw. Krankenversicherungen bezahlt. Patienten sind daher aufgefordert, sich vor Beginn einer entsprechenden Behandlung mit ihrer jeweiligen Versicherung bzw. Krankenkasse in Verbindung zu setzen und eine eventuelle Kostenübernahme abzuklären, um eine entsprechende Planungssicherheit zu haben.

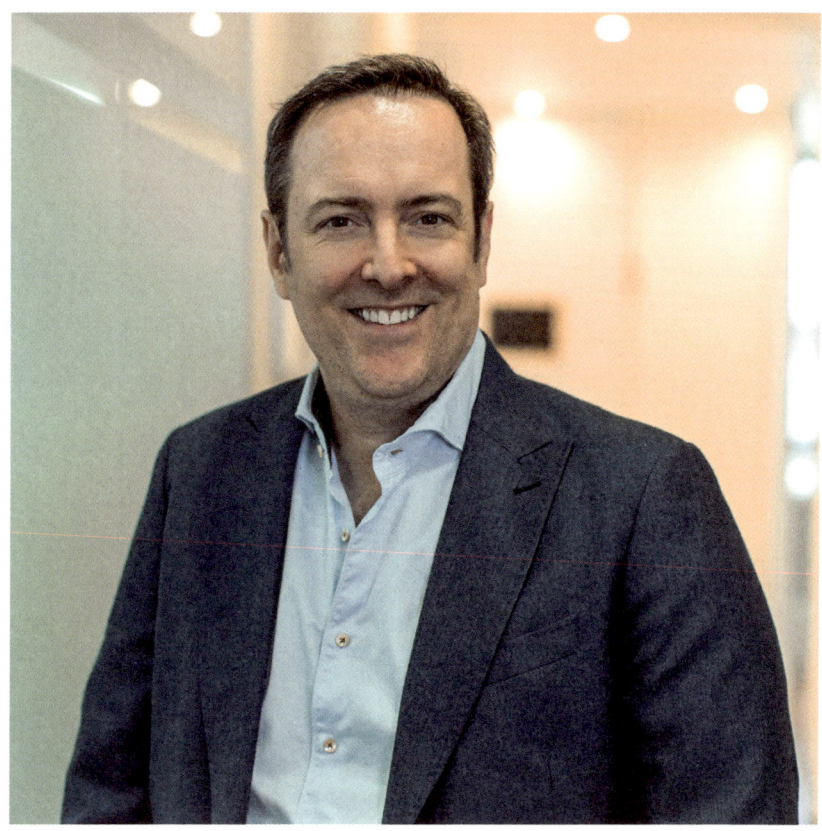

Hallo liebe Leserin,
hallo lieber Leser,

mein Name ist Dr. Simon Müller. Ich bin seit vielen Jahren Zahnarzt, wobei ich mich auf die biologische Zahnheilkunde spezialisiert habe. Ich freue mich, dass Sie dieses Buch in den Händen
halten und mir Ihre Aufmerksamkeit schenken. Und natürlich hoffe
ich, dass ich Ihre Neugierde rund um das umstrittene Thema
»Amalgam« stillen kann.

Einleitung

Was ist biologische Zahnmedizin?

Biologische Zahnmedizin ist eine Erweiterung des Fachgebietes der Zahnmedizin, wobei die über Jahre gewachsenen Erkenntnisse zahlreicher Zahnärzte bezüglich der Auswirkungen unterschiedlichster Materialien und Verfahren auf den menschlichen Gesamtorganismus miteinbezogen sind. Mit anderen Worten: Wir biologischen Zahnärzte gehen davon aus, dass sich Probleme mit den Zähnen nicht auf Ihren Mundraum beschränken, sondern Auswirkungen auf Ihren gesamten Körper haben können!

Ein typisches Beispiel, bei dem die biologische Zahnmedizin ihren Patienten wertvolle neue Behandlungsfenster eröffnet, sind Schwermetalle wie zum Beispiel Amalgam. Diese für den Körper häufig unverträglichen Substanzen werden in der Schul-Zahnmedizin für Zahnfüllungen und Zahnersatz verwendet. Die biologische Zahnmedizin hingegen geht davon aus, dass alle Metalle im Mund unsere Gesundheit beeinträchtigen können. Entsprechend verwenden biologische Zahnmediziner ausschließlich metallfreie Materialien zur Zahnbehandlung.

Ein anderes Beispiel sind chronische Entzündungen an wurzelbehandelten Zähnen und im Kieferknochen. Solche Entzündungen werden von der Schul-Zahnmedizin nur selten entdeckt, können aber zu Blockierungen der Wirbelsäule und des Beckens führen, was wiederum zu entzündlichen Überlastungen der Knie- oder Hüftgelenke führen kann. Ein klassischer Mediziner würde in diesem Fall die Symptome am Knie oder in der Hüfte behandeln und dabei den eigentlichen Auslöser, die chronische Entzündung des Kieferknochens, völlig außer Acht lassen.

Auch Allergien und Autoimmunerkrankungen haben in den letzten Jahrzehnten stark zugenommen. Dafür gibt es zahlreiche äußere Ursachen wie Umweltverschmutzung, Elektrosmog oder Zusätze in Nahrungsmitteln. Doch häufig liegen die Ursachen viel näher, nämlich im Mund der betroffenen Patienten – und das ist weder ihnen selbst noch ihren Ärzten bewusst. In der Folge durchleiden viele betroffene Menschen jahrzehntelange Odysseen bei verschiedensten Ärzten, bevor sie zu mir in die Praxisklinik kommen.

Biologische versus ganzheitliche Zahnmedizin

Die biologische Zahnmedizin ist insofern ein ganzheitlicher Ansatz, als sie den Menschen als Ganzes sieht und behandelt. Mein primäres Ziel besteht darin, die bestehende Gesundheit meiner Patienten zu erhalten und mögliche Krankheitsursachen gar nicht erst entstehen zu lassen. Entsprechend sind Vorbeugung und ein sorgsames Austarieren der gesundheitlichen Balance wesentliche Bausteine meiner zahnmedizinischen Herangehensweise. Falls sich bei einem Patienten doch schon Entzündungen im Mund entwickelt haben sollten, behandle ich diese mit speziellen Methoden, die über die reine Symptombeseitigung hinausgehen, zum Beispiel, indem ich unverträgliche Materialien, die ich im Mund des Patienten entdecke, durch biologisch unbedenkliche Alternativen ersetze.

Gleichzeitig grenzt sich die biologische Zahnmedizin von der ganzheitlichen Zahnmedizin ab, indem sie ausschließlich mit wissenschaftlich anerkannten Methoden arbeitet und, wie herkömmliche Zahnärzte auch, moderne medizinische Geräte für die Diagnose und die Therapie verwendet. Dies ist nicht bei allen ganzheitlich arbeitenden Zahnheilkundlern der Fall. Beispielsweise habe ich neulich bei einer Fortbildung einen Kollegen kennengelernt, der konsequent alle (auch metallfreie!) Alternativen bei einem größeren Zahnersatz ablehnt.

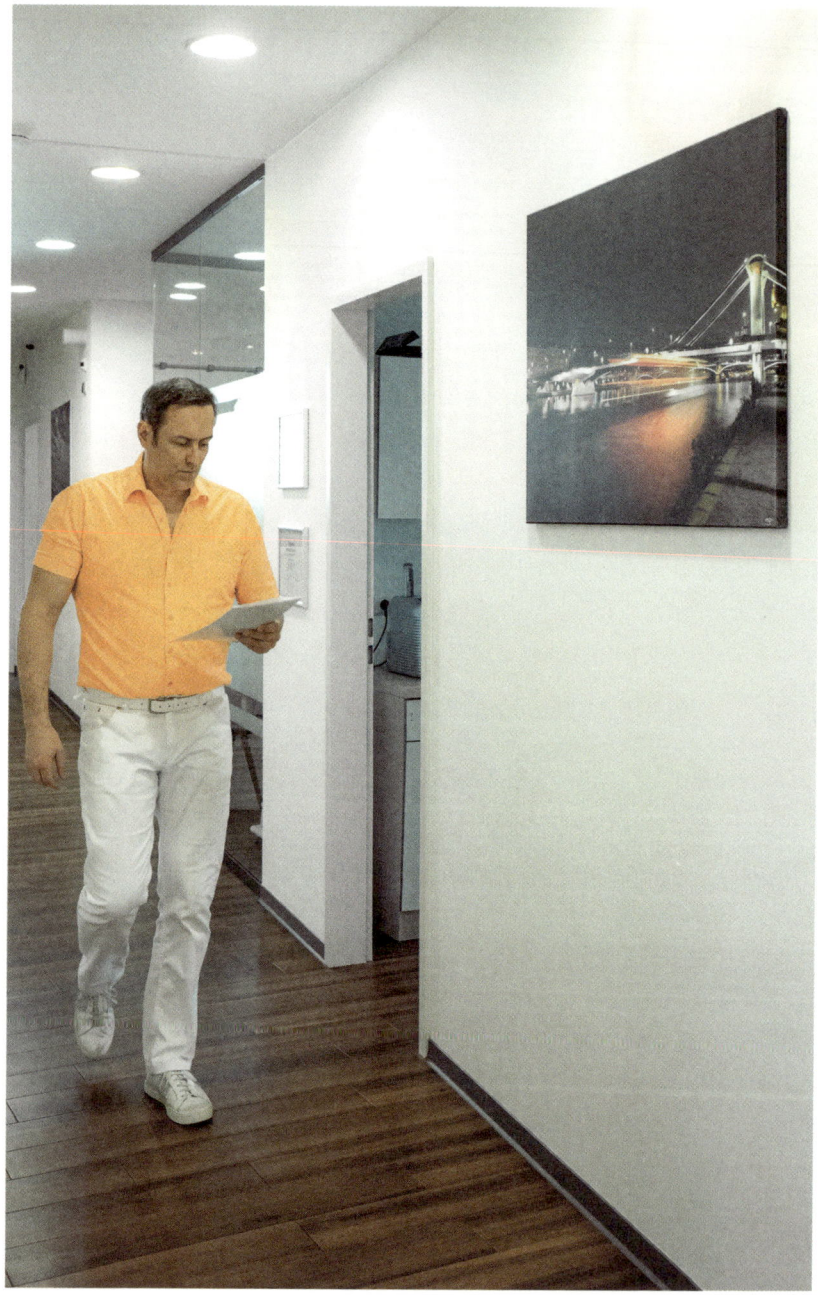

Mein Weg zur biologischen Zahnmedizin

Im Laufe meines beruflichen Lebens habe ich viel gelernt. Ich gehe davon aus, dass Sie mich in meiner Funktion als Buchautor glaubwürdiger finden werden, wenn Sie zumindest eine grobe Idee davon haben, welche Ausbildungen ich konkret durchlaufen habe und von welchen Mentoren ich dabei begleitet wurde. Darum möchte ich Ihnen an dieser Stelle einen kleinen Überblick über meinen zahnmedizinischen Werdegang geben. Wenn Sie anderer Meinung sind, können Sie dieses Unterkapitel getrost überspringen.

Ich habe 1998 mein Studium der Zahnmedizin erfolgreich abgeschlossen und wurde 2002 mit Magna Cum Laude zum Dr. med. dent. promoviert. Während meiner Zeit als Assistenzzahnarzt habe ich in einer Praxis für ganzheitliche Zahnheilkunde gearbeitet. Hier machte ich meine ersten Fortbildungen im Bereich ganzheitliche Zahnheilkunde.

Neben meiner Arbeit absolvierte ich eine zweijährige kieferorthopädische Ausbildung bei Dr. Don McGann/USA. Später habe ich im Ausbildungsinstitut Dr. McGann noch ein einjähriges Aufbaumodul erfolgreich abgeschlossen. Darüber hinaus habe ich je einen Master of Science in den drei Fächern Parodontologie, Implantologie und orale Chirurgie und einen PhD-Titel (der in englischsprachigen Ländern höchste Universitätsabschluss) an der Comenius-Universität Bratislava in Kooperation mit der Donau-Universität Krems erworben.

Während meines Studiums habe ich mich sehr für Akupunktur interessiert. Die offensichtliche Erfahrungstatsache, dass Akupunktur-Nadeln weitreichende Auswirkungen auf das körperliche und seelische Wohlbefinden eines Menschen haben können, ließ mich schon damals aufhorchen. Ist der menschliche Organismus nicht doch komplexer, als wir es in der universitären Medizinausbildung gemeinhin lernen?

In meinen ersten Jahren als Assistenzzahnarzt hatte ich dann das große Glück, von einem erfahrenen Zahnarzt und Meister seines Fachs lernen zu dürfen. Mein Mentor hatte sich unter anderem auf die Sanierung von Amalgam-Füllungen spezialisiert. Anhand von vielen Patienten zeigte er mir die mit Amalgam einhergehende Problematik in allen Details auf.

In der Folge habe ich mich intensiv in der biologischen Zahnheilkunde und Umwelt-Zahnmedizin weitergebildet. Hier kann ich inzwischen auf einen breiten, wissenschaftlich fundierten Erfahrungsschatz zurückgreifen. Gerade bei komplizierteren Symptomatiken hilft mir diese Erfahrung, schnell und verlässlich wirksame Behandlungsangebote auszuarbeiten.

Ich bin immer wieder verblüfft, wie eng unsere Zähne mit unserem Gesamtorganismus verzahnt sind und wie stark Zähne unser allgemeines Wohlbefinden beeinflussen. Das weiß ich aus eigener Erfahrung, aber auch von Rückmeldungen zahlreicher Patienten. Viele von ihnen berichten mir, dass sie nach einer erfolgten Zahnbehandlung überhaupt keine Schmerzmittel mehr einnehmen müssen, weil sich hartnäckige chronische Beschwerden an völlig anderen Körperteilen durch die Zahnbehandlung binnen kurzer Zeit aufgelöst haben. Manchmal klingen langjährige starke Unterleibsbeschwerden quasi über Nacht ab, weil eine Entzündung im

Kieferbereich entfernt wurde. Oder Haltungsprobleme bzw. Probleme im Bereich der Wirbelsäule werden durch Fehlstellungskorrekturen im Bereich des Kiefers und damit des Kiefergelenks wieder ausgeglichen.

Ich könnte die Liste endlos weiterführen, denn jeder Patient ist anders, und damit auch seine Leidens- bzw. Heilungsgeschichte. Dennoch gibt es bei der biologischen Zahnbehandlung gewisse Grundmuster und Besonderheiten, die für die meisten Patienten Gültigkeit haben.

Besonderheiten der biologischen Zahnbehandlung

Im Vergleich zu den meisten anderen Zahnärzten ist meine Herangehensweise auf den ersten Blick sicher ungewöhnlich. Viele der Patienten, die zum ersten Mal in meine Praxis kommen, sind ziemlich erstaunt. Schließlich ist die biologische Zahnmedizin ein noch recht wenig verbreitetes Behandlungsangebot und nur die wenigsten Menschen sind mit ihren Konzepten vertraut. Sehr oft behandle ich nach diesem Konzept Patienten, die auch eine weite Anfahrt in Kauf nehmen, da sie in ihrer Umgebung keinen ausgebildeten Kollegen finden. Bei all meinen Patienten führe ich vor der Behandlung eine genaue Diagnostik durch und prüfe, ob im Mund chronische Entzündungen bzw. Material- oder funktionelle Probleme bestehen.

Bei den Entzündungen wird hauptsächlich zwischen der Entzündung eines wurzelbehandelten Zahns und chronischen Entzündungen im Kieferknochen unterschieden. Entzündungen eines wurzelbehandelten Zahns werden in der Schul-Zahnmedizin oft nicht erkannt, solange der Zahn keine Beschwerden macht. Doch in der biologischen Zahnmedizin ist bekannt, dass auch symptomlose wurzelbehandelte Zähne, insbesondere unvollständige oder nicht regelgerecht wurzelkanalbehandelte Zähne, Gifte ausscheiden, die dann auf vielfältige Weise die Gesundheit des Patienten gefährden können.

Bei chronischen Entzündungen im Kieferknochen ist die Lage noch prekärer: Manche dieser Entzündungen sind herkömmlichen (Zahn-)Ärzten nicht einmal bekannt, weshalb diese natürlich auch nicht danach suchen. Solche Entzündungen entstehen, wenn nach der Entfernung eines Zahns der Kieferknochen nicht richtig ausheilt. Stattdessen bilden sich dort sogenannte Entzündungs-Mediatoren, die sich dann über die Blutbahn in den gesamten Organismus ausbreiten und zu Beschwerden in den verschiedensten Körperregionen führen können. Die Entzündungen sind auf einem normalen Röntgenbild nicht erkennbar, vielmehr braucht es spezielle dreidimensionale Röntgenaufnahmen des Kiefers und, wenn möglich, eine Ultraschallaufnahme zur Knochendichtemessung des Kiefers. Selbst dann muss der Zahnarzt viel Erfahrung und ein geschultes Auge haben, um die betroffenen Bereiche erkennen zu können.

Was die (Schwer-)Metalle im Mund angeht, ist Amalgam sicherlich am bekanntesten. Deshalb werde ich mich in diesem Buch exemplarisch darauf beziehen. Bei Plomben aus Amalgam löst sich das darin enthaltene Quecksilber im Laufe der Jahre aus den Füllungen heraus, was dann zu einer kontinuierlichen Anhäufung von Quecksilber im Körper führt. Bei einigen Menschen kann es, je nach Konstitution, zu einer chronischen Quecksilbervergiftung kommen. Deshalb empfehlen biologische Zahnmediziner ihren Patienten, eventuell vorhandene Amalgam-Füllungen entfernen zu lassen – natürlich unter umfangreichen Schutzmaßnahmen, damit kein Quecksilber in den Körper gelangen kann. Anschließend muss ein Arzt bzw. Heilpraktiker noch eine sogenannte Metallausleitung vornehmen.

Doch auch beim Zahnersatz kann es zu Problemen mit Metallen kommen. Beispielsweise enthält herkömmlicher Zahnersatz oft Metalllegierungen, die allergische Reaktionen auslösen können.

Dazu müssen Sie wissen, dass der Speichel in Ihrem Mund Ionen aus dem Metall löst, die Sie dann schlucken und über Ihr Verdauungssystem im gesamten Körper verteilen. Dort binden sich die Ionen an Hormone, Enzyme und Zellwände, was wiederum zu einer beeinträchtigten Stoffwechselregulation bis hin zu Autoimmunreaktionen führen kann: Ihr Immunsystem sieht diese veränderten Strukturen sozusagen als feindliche Invasion.

Egal ob für Zahnfüllungen, Zahnersatz oder Implantate, aus biologisch-zahnmedizinischer Sicht ist die Sache klar: Keramik statt Metall. Keramik ist stabil, hat eine lange Haltbarkeit und ist biologisch verträglich, weil sich aus ihrer rigiden Kristallgitterstruktur keine Bestandteile herauslösen können, die dann Allergien oder Autoimmunreaktionen auslösen. Zudem ist Keramik wegen ihrer hellen Farbe viel ästhetischer als jegliches Metall.

Auch in Bezug auf die Desinfektion arbeitet die biologische Zahnmedizin mit anderen Methoden als herkömmliche Zahnärzte. Beispielsweise verwende ich zur Desinfektion chronischer Entzündungen im Kieferknochen Ozon, ein natürliches Sauerstoff-Isotop, das aufgrund seines Auftauchens in den Klimadebatten der letzten Jahrzehnte leider ein ziemlich ramponiertes Image hat. Tatsächlich ist Ozon eine perfekte natürliche und völlig nebenwirkungsfreie Alternative zu Antibiotika und Desinfektionsmitteln.

Um die Wundheilung weiter zu unterstützen, wird in der biologischen Zahnmedizin gerne körpereigenes Plasma verwendet. Dafür entnehme ich einem Patienten, bei dem ein Zahn entfernt oder eine Operation im Mund durchgeführt werden muss, etwas Blut und extrahiere mithilfe einer speziellen Zentrifuge das sogenannte

Blutplasma, grob gesagt: das Blut ohne die roten Blutkörperchen. Dieses Plasma lässt sich zu dünnen Zylindern oder Membranen formen, mit deren Hilfe ich dann Hohlräume im Kiefer auffüllen oder größere Defekte abdecken kann. Dank der Gerinnungs- und Wachstumsfaktoren im Plasma enthält dieses völlig natürliche, körpereigene Produkt alles, was der Körper für eine schnelle und komplikationslose Heilung benötigt.

Bereit für die Reise ins faszinierende Reich der biologischen Zahnheilkunde?

Alle Themen, die ich bisher kurz angerissen habe, werde ich Ihnen im Verlauf dieses Buches im Detail erläutern – und noch vieles mehr. Doch schon dieser erste kurze Rundflug hat Ihnen einen guten Eindruck davon gegeben, wie viele innovative und dabei völlig natürliche Behandlungsmethoden es jenseits der herkömmlichen Zahnmedizin gibt, oder? In jedem Fall hoffe ich, dass Sie schon jetzt die zentrale Botschaft der biologischen Zahnmedizin abgespeichert haben:

Probleme mit den Zähnen strahlen auf den gesamten Körper aus (und umgekehrt).

Aus diesem Grund kann ich mit meiner langjährigen Erfahrung als biologischer Zahnmediziner nicht nur Probleme im Zahnbereich verlässlich lösen, sondern meinen Patienten auch dabei behilflich sein, überraschend viele andere gesundheitliche »Baustellen« zu beheben. Wenn Sie also schon zahlreiche Untersuchungen bei verschiedenen Ärzten hinter sich haben und immer noch ratlos vor Ihren Symptomen stehen, dann könnte das Problem seinen Ursprung durchaus im Mundbereich haben.

So, genug der Vorrede! Nun wünsche ich Ihnen viel Vergnügen bei der Lektüre dieses Buches. Falls Sie während des Lesens noch Fragen oder Anregungen haben, freue ich mich über Ihr Feedback.

Ihr Dr. Simon Müller

1. Amalgam – eine tickende Zeitbombe in Ihrem Mund?

Als gesundheitsbewusstem Leser wird Ihnen wahrscheinlich aufgefallen sein, wie häufig in den Medien über Medizin berichtet wird. Häufig geht es in den Beiträgen um gesunde Ernährung oder wichtige medizinische Untersuchungen, die man nicht auf die lange Bank schieben sollte. Dann gibt es natürlich noch Berichte über Behandlungsfehler von (Zahn-)Ärzten. Und auch Meldungen zu Hygieneproblemen in Krankenhäusern, möglichen Gefahren bei einer Botox-Behandlung etc. dürfen nicht fehlen. Aber haben Sie in den deutschen Medien schon einmal einen ausführlichen Beitrag über die Gefahren von Schwermetallen im Mund gelesen, gehört oder gesehen?

Nimmt man die Zahl aller veröffentlichten Beiträge als Anhaltspunkt dafür, wie bedenklich ein bestimmtes Medizinprodukt ist, müsste man eigentlich annehmen, dass von den zehntausendfach gelegten Amalgam-Füllungen keinerlei Gefahr für den menschlichen Organismus ausgeht. Auch in den einschlägigen zahnmedizinischen Fachzeitschriften wird dem Thema fast keine Aufmerksamkeit beigemessen. Gibt es also wirklich kein Problem mit Amalgam?

Auf den folgenden Seiten werde ich Ihnen leicht verständlich erklären, warum Amalgam alles andere als ungefährlich ist und wie Sie möglicherweise vorhandene Amalgam-Füllungen durch sichere Alternativen ersetzen können. Freuen Sie sich auf interessante Einsichten bei dieser Lesereise! Und wer weiß, vielleicht sagen Sie sich ja in ein paar Monaten: »Wie gut, dass ich mich endlich dafür entschieden habe, meine Amalgam-Füllungen entfernen zu lassen!«

Zusammensetzung und chemische Eigenschaften von Amalgam

Lassen Sie uns mit der Zusammensetzung von Amalgam beginnen. Auch ohne zahnmedizinische oder Chemie-Kenntnisse werden Sie leicht erkennen, was dieses Metallgemisch als Füllungsmaterial so problematisch macht.

Amalgam ist der Oberbegriff für Legierungen (englisch: alloy) aus Quecksilber und verschiedenen Metallen. Die Herkunft des Wortes ist nicht gesichert, es wird vermutet, dass es sich vom griechischen Wort »Málagma« (etwas Weiches) ableitet. Das passt gut, weil beim Mischen der Bestandteile von Amalgam zuerst eine weiche, plastische Masse entsteht, die nach etwa 5 Minuten auszuhärten beginnt und erst nach 24 Stunden ihre endgültige Härte erreicht hat.

Je nachdem, wie viele Metalle an der Legierung beteiligt sind, wird zwischen binärem und ternärem dentalem Amalgam unterschieden. Das sogenannte einfache (binäre) Amalgam, auch Kupferamalgam genannt, besteht zu 70 % aus Quecksilber und zu 30 % aus Kupfer. Allein die Zusammensetzung lässt nichts Gutes für Ihre Mundgesundheit vermuten. Denn Kupfer ist ein sehr unedles Metall, das für seine korrosiven Eigenschaften bekannt ist. Die korrosionsbedingte Zersetzung der Füllung führt dann zu Randspalten zwischen dem Zahn und dem Füllmaterial. Zudem sind Füllungen aus Kupferamalgam vergleichsweise weich und werden beim Kauen stark abgenutzt, was gleichbedeutend mit dem Austreten von Kupfer-Ionen und Quecksilberatomen in Ihrem Mundraum ist. Kein Wunder, dass einfaches Amalgam in Deutschland nicht mehr für zahnmedizinische Zwecke verwendet wird.

Kupferamalgam wurde häufig als fertiges Stück in Umlauf gebracht. In der Zahnarztpraxis wurde es erst durch Erwärmen plastisch gemacht und dann mit einem Mörser zerrieben. Anschließend musste der Zahnarzt bzw. sein Assistent das Amalgam von Hand in Kugelform bringen, um damit einen Zahn befüllen zu können. Sie können sich leicht vorstellen, welchen Gesundheitsgefahren die im Behandlungszimmer anwesenden Personen ausgesetzt waren. Bei solchen Misch- und Formungsvorgängen lassen sich starke Quecksilberdämpfe nicht vermeiden.

Die benannten Probleme führten dazu, dass einfaches Amalgam zunehmend von Silber-Zinn-Amalgam abgelöst wurde. Es besteht aus einer Silber-Zinn-Kupfer-Legierung, der Zink und Quecksilber zugesetzt werden (Details siehe Abbildung 1).

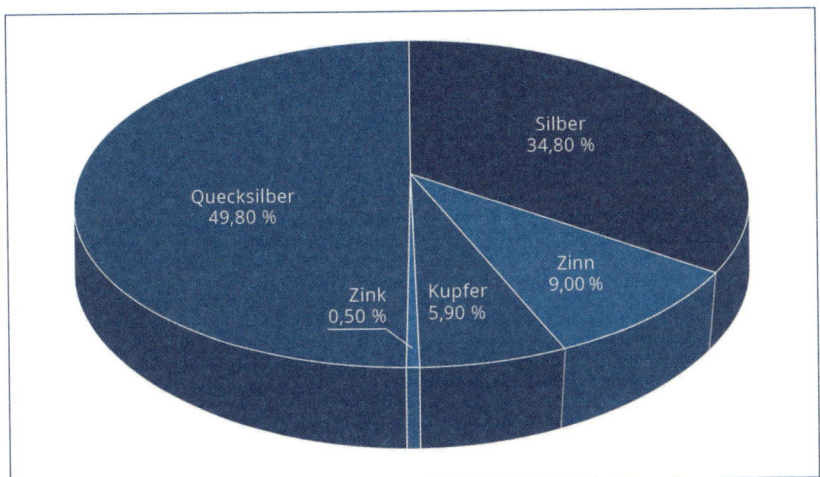

Abbildung 1: Die Materialzusammensetzung des Silber-Zinn-Amalgams Dispersalloy® von der Firma Dentsply

Auch das Anmischen im Mörser bzw. in der Hand wurde mittlerweile durch maschinelles Anmischen ersetzt. Sowohl die Metallspäne als auch das Quecksilber befinden sich in einer Kapsel, die in eine Maschine eingespannt wird. Dann wird das Amalgam durch sehr schnelle Rüttelbewegungen angemischt.

Viele Patienten denken, dass sich eine Amalgam-Füllung ab dem Tag der Füllung überhaupt nicht mehr verändert. Das ist leider nicht der Fall. Vielmehr unterliegt eine Amalgam-Füllung zahlreichen Veränderungen:

- *Zum Beispiel kann sich das Material mit der Zeit ausdehnen, was mit einer Absprengung der dünnen Zahnseitenwände einhergeht.*
- *Auch die entgegengesetzte Bewegung, nämlich eine Kontraktion, lässt sich häufig beobachten. Sie kann zu Randspalten und der sogenannten Sekundärkaries führen.*

- *Bei bestimmten Druckverhältnissen kann die Amalgam-Füllung auch eine sogenannte Fließneigung (englisch: flow) zeigen, die zu einer Formveränderung der Füllung und einer Verschlechterung der Randverhältnisse führt, wiederum mit Sekundärkaries als möglicher Folge.*
- *Auch ein kriechendes Aufwölben (englisch: creep) kann vorkommen, insbesondere an den Randpartien der Füllung. Neben Randspalten führt diese Veränderung auch zu sogenannten Retentionen, also Anlagerungsmöglichkeiten für Speisereste und Plaque (weicher Zahnbelag). Die Folge kann auch hier Sekundärkaries am Zahn sein.*
- *Eine weitere Veränderung der Füllung können Mikroporen sein, die durch Quecksilberaustritt und/oder eine falsch gelegte Füllung entstehen können.*

Zusätzlich bringt Amalgam (unabhängig von der Legierung) noch den ästhetischen Nachteil mit sich, dass es die Zahnhartsubstanzen (Zahnschmelz und Dentin) stark verfärbt.

Eine kurze Geschichte des Amalgams

Amalgam ist der vermutlich älteste Werkstoff, der in der Medizin bzw. Zahnmedizin eingesetzt wird. Bereits im 6. Jahrhundert v. Chr. wurde in China eine Silber-Zinn-Quecksilber-Paste zur Behandlung von Zähnen eingesetzt. Zur Herstellung der Legierung wurden 100 Teile Quecksilber, 900 Teile Zinn und 45 Teile Silber verwendet (Eichner, 1967).

Der nachweislich älteste Hinweis auf die Verwendung von Amalgam in Europa stammt von Johannes Stocker aus dem Jahr 1528 (Riethe, 1966):

»Ad dentes perforatos – fac canalem de auro fino, et per canalem cauterisetur dens cum alio auro usque ad mortificationem radicis dentis, postea imple foramen cum Amalgame, facta ex vitriolo et mercurio ita ut sequitur – Rp. Vitrioli et dissolve cum aceto forti in patella adde mercurii quantum vis. Deinde decoquatur et covertetur mercurius in amalgama et illud amalgama pone in foramen dentis et durescit sicut lapis et valet in omni foramine.«

(Auf Deutsch etwa: »Für perforierte Zähne – machen Sie einen Kanal aus Feingold. Durch den Kanal sollte der Zahn mit anderem Gold gesichert werden, bis die Zahnwurzel abgetötet ist, dann füllen Sie das Loch wie folgt mit Amalgam aus Vitriol und Quecksilber – Rp. Nehmen Sie ein Glas Vitriol und lösen Sie es mit starkem Essig in einer Schüssel auf. Fügen Sie so viel Quecksilber hinzu, wie Sie möchten. Dann wird das Quecksilber gekocht und in Amalgam umgewandelt. Geben Sie dieses Amalgam in das Zahnloch und es verhärtet sich wie ein Stein und ist in jedem Loch fest.«)

Das Rezept von Stocker wurde 1601 in ein Arzneibüchlein von Dornkreilius übernommen. Doch offenbar ging das Wissen im Laufe der Jahre verloren, denn erst 1826 tauchten die nächsten Hinweise auf die Verwendung von Amalgam in Europa auf. Nun beschrieb der Franzose Taveau die Anwendungsmöglichkeiten einer Silberpaste, die sich durch Mischung von purem Silber und Quecksilber herstellen lässt.

Vielleicht fragen Sie sich, ob es auch einen physischen Beweis dafür gibt, dass Amalgam bereits im 19. Jahrhundert in Zähnen verwendet wurde. Solch einen Beweis gibt es tatsächlich. Bei einem Luftangriff der Deutschen auf London im Jahr 1940 wurde der Friedhof der St. Bride's Church in der Fleet Street zerstört. Dabei wurden einige Skelette freigelegt, deren Alter sich aufgrund der zugehörigen Grabplatten sehr genau ermitteln ließ. Und siehe da, im Oberkiefer eines 24-jährigen Mannes, dessen sterbliche Überreste 1824 auf dem Friedhof beigesetzt worden waren, fand man eine Amalgam-Füllung im linken ersten Vorbackenzahn!

Amalgam-Hype in den USA

In den 1820er-Jahren reisten die beiden französischen Brüder Crawcour wiederholt in die USA, um dort Zahnbehandlungen mit ihrem sogenannten »königlichen Mineral-Ersatz« durchzuführen, einem Amalgam, das die Brüder aus Abfällen aus der Silbermünzenherstellung herstellten, wobei sie so lange Quecksilber hinzufügten, bis eine wässrige Paste entstand. Die Methode erregte unglaubliches Aufsehen in der Neuen Welt. Gleichzeitig zogen sich die Crawcours den Unmut vieler Mitglieder der American Society of Dental Surgeons zu, weil sie bei ihren Behandlungen viel kariöses Material im Zahn beließen, was sich dann später als Problem für die Zahnärzte erwies. Auch Patientenberichte über Nebenwirkungen, die mit dem Quecksilberdampf in Verbindung zu stehen schienen, ließen die alteingesessenen Zahnärzte hellhörig werden. All dies führte 1834 zur Ausweisung der Crawcour-Brüder aus den USA.

Doch die beiden Brüder waren bei Weitem nicht die einzigen Zahnärzte in den USA, die damals auf Amalgam setzten. Im Jahr 1844 etwa bestanden mehr als 50 % aller Zahnfüllungen in New York aus Amalgam! 1840 war zwar aufgrund mehrerer Zwischenfälle und unerklärlicher Nebenwirkungen bei verschiedensten Patienten ein Verbot von Amalgam-Füllungen in Kraft getreten, unter Androhung von Gefängnisstrafen und einem Ausschluss aus dem Zahnärzteverband. Doch nach nur 15 Jahren wurde das Verbot aufgehoben und amerikanische Zahnärzte durften wieder Amalgam-Füllungen legen. Eine Meldung aus dem Jahr 1872, nach der ein Mann mittleren Alters aus Nebraska an einer Amalgam-Füllung gestorben sein soll, führte nochmals zu einem kurzen öffentlichen Aufschrei, tat dem Siegeszug von Amalgam jedoch keinen Abbruch.

Zum endgültigen Durchbruch von Amalgam als bevorzugtem Zahnfüllungsmaterial verhalf dann Ende des 19. Jahrhunderts der amerikanische Pathologe und Zahnarzt Greene Vardiman Black. Black hatte sieben Geschwister und war ein notorischer Schulverweigerer. Im Alter von 17 Jahren begann er, in der Arztpraxis von einem seiner Brüder auszuhelfen. Begeistert von der Arbeit, eignete er sich im Selbststudium umfangreiches medizinisches Wissen an. Unter anderem lernte er extra Deutsch, um die Schriften von Virchow im Original lesen zu können. Im Alter von 24 Jahren hospitierte er in einer Zahnarztpraxis und eröffnete schließlich seine eigene Praxis. Black, der nur sporadisch zur Schule gegangen war und noch nie eine Universität von innen gesehen hatte, wurde zwar von einem gerade verabschiedeten Gesetz gezwungen, sich einem Test zu unterziehen, bevor er als Arzt tätig werden durfte; nichtsdestotrotz war er in der Lage, auch diese Prüfung des Lebens zu bestehen, sogar mit ausgezeichneten Noten. Irgendwann hatten sich Blacks Fähigkeiten herumgesprochen und er erhielt eine Einladung des Missouri Dental College, um dort Vorlesungen in Histologie, Pathologie und Oralchirurgie zu halten. 1883 erhielt er schließlich einen Ruf an die Universität von Chicago, wo er 1897 sogar zum Dekan ernannt wurde (Schewe, 1950).

Black wird gerne als Vater der wissenschaftlichen Zahnheilkunde bezeichnet. Unter anderem stellte er die noch heute gültigen Black'schen Regeln für die Kavitäten-Präparation auf, also die Vorbereitungsmaßnahmen an einem defekten Zahn, in welchen nach vollständiger Entfernung der Karies eine Füllung eingebracht werden soll. Der Zahnarzt entfernt kariöse Stellen mit einem Bohrer und gibt dem entstandenen »Loch« einen bestimmten Umriss, damit die spätere Füllung sicher im Zahn verankert ist. In diesem Kontext experimentierte Black ausgiebig mit Amalgam, um möglichst optimale Fließ- bzw. Stabilitätseigenschaften der Füllungen sicherzustellen. Mit seinen diesbezüglichen Veröffentlichungen etablierte er Amalgam in der Wissenschaftsszene und legte den Grundstein für die Bewertung von Amalgam als erstklassigem und völlig ungefährlichem Füllwerkstoff für kariöse Zähne in der Zahnheilkunde.

Erste kritische Diskussionen in Europa

In Europa begann die ernsthafte Beschäftigung mit Amalgam und den davon ausgehenden Gefahren mit den Veröffentlichungen von Alfred Stock, einem Professor für anorganische Chemie am Kaiser-Wilhelm-Institut in Berlin. Im Jahr 1924 wurde bei Stock eine chronische Quecksilbervergiftung diagnostiziert. Diese Diagnose veranlasste ihn, der jahrelang selbst mit Quecksilber experimentiert hatte, sich ausführlich mit den Eigenschaften von Quecksilberdämpfen auseinanderzusetzen. In einer Arbeit aus dem Jahr 1926 für die »Zeitschrift für angewandte Chemie« wies er nach, dass Amalgam-Füllungen kontinuierlich Quecksilber absondern – und löste damit eine hitzige Debatte aus. In dem Text schreibt Stock, dass er nach der Entfernung seiner Amalgam-Füllungen wieder vollständig genesen sei, und nennt Zahnfüllungen mit diesem Material eine »Sünde gegen die Menschlichkeit« (Stock, 1926). Konkret schreibt er: »Wer die tückischen, niederdrückenden Wirkungen des Amalgams an sich selbst erlebt hat, empfindet es nicht nur als sein Recht, sondern als heilige Menschenpflicht, allen, die es angeht, zur Aufklärung und Wiederherstellung zu verhelfen« (Stock, 1926).

In der Folge setzte sich Stock vehement für ein Verbot von Amalgam-Füllungen ein. Die damit einhergehenden Auseinandersetzungen zwischen ihm und seinen Gegnern gingen als »zweiter Amalgamkrieg« in die Medizingeschichte ein. Zahlreiche namhafte Institute beschäftigten sich intensiv mit der Frage, inwiefern Amalgam toxisch ist, unter anderem eine Kommission der Medizinischen Abteilung der Charité zu Berlin, die 1930 jedoch zu dem Ergebnis kam, dass Silberamalgame keine Gesundheitsrisiken mit sich bringen.

Erneutes Aufflammen der Amalgam-Kontroverse

40 Jahre später erhielt die Diskussion um eine mögliche Toxizität von Amalgam neues Feuer. In den 1970er-Jahren behauptete nämlich der amerikanische Zahnarzt Hal Alan Huggins, Amalgam könne unter anderem Verdauungsprobleme wie Morbus Crohn, Autoimmunerkrankungen wie Multiple Sklerose, Sklerodermie oder Lupus, Blutdruckstörungen, Arthritis, Tachykardie, Mononukleose, Depressionen und verschiedene Krebsarten wie Leukämie und Morbus Hodgkin verursachen (Huggins, 2002). In einem 1998 im »Alternative Medicine Review« veröffentlichten Artikel berichtete Huggins von einem signifikanten Rückgang der für Multiple Sklerose typischen Veränderungen in der Gehirn-Rückenmarks-Flüssigkeit, nachdem bei den betreffenden Patienten Amalgam-Füllungen entfernt worden waren (Huggins, 1998).

Unmittelbar nach den Veröffentlichungen erklärten verschiedene Wissenschaftler, Huggins Behauptungen würden dem gängigen wissenschaftlichen Konsens über die Ursachen von Multipler Sklerose widersprechen. Eine daraufhin durchgeführte Metaanalyse zeigte zwar einen leichten Anstieg des Risikos für Multiple Sklerose in Zusammenhang mit Amalgam-Füllungen, doch der Anstieg erwies sich als statistisch nicht signifikant (Aminzadeh & Etminan, 2007). Im Jahr 2002 unterzog dann der Nationale Rat gegen Gesundheitsbetrug (National Council Against Health Fraud, kurz NCAHF) Huggins Aussagen einer kritischen Analyse und kam zu dem Schluss: »Es gibt keine wissenschaftlichen Beweise dafür, dass Amalgam-Füllungen diese Krankheiten verursachen oder zur Entstehung dieser Krankheiten beitragen« (NCAHF, 2002). Im Jahr 2020 kam es jedoch zu einer Veränderung der amerikanischen

Leitlinien zur Verwendung von Amalgam bei Risikogruppen durch die US-Behörde für Lebens- und Arzneimittel (FDA).

Betrachten wir die Situation in Deutschland, so ist hier der umstrittene Amalgam-Kritiker Dr. Dr. Max Daunderer zu nennen. Daunderer war Arzt und einer der weltweit bekanntesten Toxikologen. Bereits 1974 eröffnete er die erste Intensivstation für Vergiftungen. Er veröffentlichte ein Giftlexikon, ein Chemikalienlexikon zur Ersten Hilfe bei akuten Vergiftungen und weitere 33 Lehrbücher. Zudem war er der leitende Notfalltoxikologe während der Seveso-Katastrophe im Jahr 1976 und behandelte 1984 Opfer des Chemieunfalls in Bhopal, Indien. Mit seinen kaugummiaktivierten Speicheltests brachte Daunderer die Amalgam-Diskussion in Deutschland erneut in Gang. Doch wie auch Huggins wurde er dafür, trotz seines exzellenten fachlichen Rufs in Bezug auf Gifte, aus der Wissenschaftsgemeinschaft ausgegrenzt. Kollegen warfen ihm fehlende Kenntnisse vor. Daunderers Aussagen aus dem Buch »Atlas der Giftherde« wurden wissenschaftlich nicht akzeptiert. Auch das Bundesinstitut für Arzneimittel und Medizinprodukte schaltete sich in die Diskussion ein und bezeichnete Daunderers wissenschaftliche Methoden als ungeeignet für diagnostische Zwecke.

Was wir in Deutschland fast nie oder höchstens auf medialen Nebenschauplätzen hören: In zahlreichen Ländern, etwa Dänemark, Norwegen, Russland und Singapur, wurde die Verwendung von Amalgam bereits verboten. Und in Ländern wie Japan oder Schweden verwenden Zahnärzte kein Amalgam mehr, weil die Krankenkassen keine Kosten dafür übernehmen oder den Einsatz von Kunststoff-Füllungen höher vergüten.

Sie sehen schon: Amalgam ist ein hitziges Diskussionsthema mit einer langen Vorgeschichte. Sie werden nicht umhinkommen, sich Ihr ganz eigenes Bild davon zu machen. Dafür gebe ich Ihnen im Verlauf dieses Buches einen Überblick über die wesentlichen wissenschaftlichen Erkenntnisse rund um Amalgam und seine möglicherweise toxische Wirkung.

Lassen Sie uns damit beginnen, wie Amalgam in der Zahnmedizin gemeinhin eingesetzt wird.

Anwendung von Amalgam in der Zahnmedizin

Zahnärzte setzen Amalgam als Füllungsmaterial ein. Aufgrund seiner unästhetischen (silbergrauen) Farbe beschränkt sich sein Einsatz zumeist auf die Seiten- bzw. Backenzähne. An den Front- und Eckzähnen wurde – und wird – Amalgam lediglich palatinal, also von der Gaumenseite des Zahns her, eingesetzt.

Neben der Füllungstherapie wird Amalgam verwendet, um Zähne, die überkront werden sollen und keine ausreichende Zahnhartsubstanz mehr vorweisen können, stabil zu verankern. Außerdem wurde das Material früher bei einer Wurzelspitzenresektion eingesetzt. Wenn solch eine Behandlung notwendig wird, sind normalerweise die Zahnnerven des Patienten abgestorben und es hat sich eine Entzündung im Knochen um die Wurzelspitze herum gebildet oder der Zahn wurde fehlerhaft wurzelbehandelt und es hat sich eine Entzündung um die Zahnwurzel herum gebildet. In diesen Fällen wird das Zahnfleisch über dem betroffenen Zahn aufgeschnitten und der dort befindliche Knochen aufgefräst, um die Wurzelspitze und das entzündete Gewebe zu entfernen. Anschließend kann der Wurzelkanal retrograd, das heißt im Knochen, verschlossen werden. Dies wurde, wie bereits erwähnt, auch mit Amalgam durchgeführt, ist aber heute nicht mehr der wissenschaftliche Standard.

Amalgam ist ein plastisches Füllmaterial, das der Zahnarzt direkt in die ausgebohrte Kavität einbringen kann. Zuvor muss er die Karies vollständig entfernen und den Zahn entsprechend den Black'schen Regeln (siehe Kapitel »Amalgam-Hype in den USA«)

präparieren. Anders als beispielsweise adhäsiv verklebte Keramik-Versorgungen geht Amalgam jedoch keine Verbindung mit dem Zahnschmelz bzw. dem Dentin ein. Deshalb kann sein Verbleib im Zahn nur durch sogenannte **Unterschnitte** in der Kavität gewährleistet werden. An diesen unterschnittenen Abschnitten kann der Zahnschmelz aufgrund seiner histologischen Struktur besonders leicht brechen, vor allem, wenn die Unterschnitte zu tief und die darüber befindlichen Schmelzanteile zu dünn sind.

Erinnern Sie sich daran, dass Amalgam die Tendenz hat, sich mit der Zeit auszudehnen? Dadurch wird das Risiko von Absprengungen des Zahnschmelzes mit zunehmendem Füllungsalter noch weiter erhöht. Dies ist neben der Ästhetik ein weiterer limitierender Faktor bei der Verwendung von Amalgam.

Verbreitung von Amalgam-Füllungen in Deutschland

Die Zahl der in Deutschland von den Krankenkassen übernommenen Füllungen geht seit Jahrzehnten zurück. Wurden 1991 noch 84,41 Millionen Füllungen abgerechnet, waren es 2001 nur noch 61,39 Millionen, 2011 dann 53,57 Millionen und 2021 schließlich nur noch 47,10 Millionen Füllungen.

Da seit dem 1. Januar 2021 Amalgam-Füllungen in der Abrechnung gekennzeichnet werden müssen, lässt sich aus der Statistik der Kassenzahnärztlichen Bundesvereinigung direkt herauslesen, dass etwa 1 Million der neuen Füllungen aus Amalgam bestanden. Das ist, gemessen an der Gesamtanzahl der Füllungen, eine vergleichsweise geringe Zahl.

Diese Zahlen lassen sich wie folgt deuten:

- *Ein wesentlicher Grund für den stetigen Rückgang der abgerechneten Füllungen ist sicherlich, dass sich die Mundgesundheit in Deutschland deutlich verbessert hat. Immer weniger Menschen benötigen eine Füllung, egal ob Amalgam oder Keramik.*
- *Nicht zuletzt durch die wissenschaftliche Pionierarbeit von Dr. Dr. Daunderer hat die Diskussion über Amalgam-Füllungen in Deutschland immer mehr an Fahrt aufgenommen. Seit den 1990er-Jahren hinterfragen Patienten zunehmend die Sicherheit der Standard-Amalgam-Füllungen und entscheiden sich im Zweifel für (teilweise) privat finanzierte Composite-Füllungen aus Kunststoff bzw. für Inlays aus Gold oder Keramik. Auch ästhetische Gründe spielen bei den Patientenentscheidungen vermutlich eine Rolle.*

Vorsichtigen Schätzungen der Kassenzahnärztlichen Bundesvereinigung zufolge bestanden im Jahr 2016 etwa 30 % aller vorhandenen Füllungen aus Amalgam (KZBV, 2018).

Kontraindikationen für Amalgam

Bereits 1995 veröffentlichte das Bundesinstitut für Arzneimittel und Medizinprodukte eine Liste mit Kontraindikationen für die Anwendung von Amalgam in der Zahnmedizin. Demnach sollte man bei den folgenden Patientengruppen auf die Verwendung von Amalgam verzichten:

- *Menschen mit einer Quecksilberallergie*
- *schwangere und stillende Frauen*
- *Menschen mit Nierenfunktionsstörungen*
- *Kinder*

Außerdem wurde empfohlen, keine Amalgam-Füllungen in direkter Nähe zu anderen Metallen/Legierungen (beispielsweise Gold) zu legen.

2018 brachte die Europäische Union die sogenannte **EU-Quecksilberverordnung** auf den Weg, wonach »Zahnamalgam [...] seit dem 1. Juli 2018 nicht mehr für zahnärztliche Behandlungen von Milchzähnen, von Kindern unter 15 Jahren und von schwangeren oder stillenden Patientinnen verwendet werden« darf. Dabei ist interessant, dass das Verbot nicht etwa auf die Gefahren von Quecksilber und anderen Amalgambestandteilen für den Menschen abzielt, sondern »die Umwelt vor [...] Freisetzungen von Quecksilber und Quecksilberverbindungen schützen soll« (KZBV,

2018). Die Argumentationslinie bezieht sich also auf die für die Umwelt schädliche Wirkung der Amalgambestandteile, jedoch nicht auf die schädliche Wirkung für den menschlichen Organismus, was in dieser Reihenfolge sehr verwunderlich erscheint.

Manche Befürworter von Amalgam-Füllungen argumentieren, dass die Freisetzung in erster Linie durch den Austausch von Amalgam-Füllungen zustande komme, wenn die alten Füllungen ins Abwasser gelangen. Dazu sei angemerkt, dass seit den 1990er-Jahren jede Zahnarztpraxis über einen sogenannten Amalgamabscheider mit einem Abscheidegrad von mindestens 95 % verfügen muss.

Neuere Entwicklungen rund um Amalgam

Ab dem 01. Januar 2025 ist Dentalamalgam aus Umweltschutzgründen EU-weit verboten (Europäische Kommission, 2023). Als Alternative nennt die EU-Kommission zahlreiche seit Jahrzehnten bewährte Alternativen ohne Quecksilber bzw. ganz ohne Metalle. Beispielsweise haben sich Kunststoff-Füllungen in der Praxis bestens bewährt. (Mehr zu diesen Alternativmaterialien, ihren Anwendungsgebieten und ihrer Verträglichkeit für den Menschen erfahren Sie übrigens im dritten Kapitel »Alternativen zu Amalgam«.)

Auch das Scientific Committee on Emerging and Newly Identified Health Risks (SCENIHR) der Europäischen Kommission hat sich ausführlich mit der Sicherheit von Amalgam beschäftigt. Das Expertengremium kommt zu folgendem Schluss: »Es wird auch anerkannt, dass es Berichte über Reaktionen auf Zahnamalgam gibt, die darauf hindeuten, dass bei einer Person in sehr seltenen

Fällen ungeklärte atypische körperliche oder andere Reaktionen auftreten, die auf Quecksilber zurückzuführen sind. Die Gründe für eine solche Überempfindlichkeit sind kaum bekannt. [...] Die Freisetzung von Quecksilber beim Einsetzen und Entfernen [von Amalgam-Füllungen] führt zu einer vorübergehenden Exposition der Patienten und auch des zahnärztlichen Personals« (SCENIHR, 2015). Für Patienten, bei denen allergische Reaktionen auf Amalgambestandteile diagnostiziert wurden, wird zudem die Entfernung aller Amalgam-Füllungen empfohlen.

In diesem Kontext ist es wichtig zu wissen, dass manche Menschen aufgrund einer Entgiftungsstörung empfindlicher gegenüber der toxischen Wirkung von Quecksilber sind, das heißt, sie können Quecksilber schlechter aus dem Körper ausscheiden. Diese Störung tritt bei vielen Patienten mit Enzymdefekt auf. Bei diesen lagert sich das Quecksilber vermehrt im Bindegewebe oder auch im Nervensystem ab. Häufig kann dies erst nach dem Ableben der Patienten im Rahmen von pathologischen Untersuchungen dokumentiert werden.

Auch die US-amerikanische Food and Drug Association (FDA) hat sich bei Amalgam vergleichsweise klar positioniert. Mit ihrer Liste von Kontraindikationen geht sie sogar über die in der EU formulierten Empfehlungen hinaus, indem sie bei den folgenden Personengruppen empfiehlt, auf Amalgam-Füllungen zu verzichten (Ärzteblatt, 2020):

- *schwangere Frauen*
- *Frauen mit Kinderwunsch*
- *stillende Frauen*
- *Kinder, insbesondere Kinder unter sechs Jahren*
- *Personen mit neurologischen Erkrankungen wie Multipler Sklerose, Alzheimer oder Parkinson*
- *Patienten mit beeinträchtigter Nierenfunktion*
- *Personen mit bekannten Allergien gegen Quecksilber oder andere Amalgambestandteile*

Besorgniserregende Bestandteile in Amalgam

Beim Lesen der vorangegangenen Kapitel ist Ihnen vermutlich klar geworden, dass es deutlichen Gesprächsbedarf rund um Amalgam als zahnärztliches Füllmaterial gibt. Lassen Sie uns deshalb im Folgenden genauer auf die einzelnen Bestandteile von Amalgam und deren Wirkung für den Menschen schauen.

An dieser Stelle ist zunächst Quecksilber zu nennen, welches den Hauptbestandteil von Amalgam darstellt. Quecksilber ist ein natürlich vorkommendes Mineral, das meist in Gebieten mit ehemaliger vulkanischer Aktivität, unter anderem in Serbien, China, Algerien, Russland und Spanien, zu finden ist. Es ist bereits seit der Antike bekannt. Die Griechen nannten es »Hydrargyros« (flüssiges Silber) und die Römer »Argentum vivum« (lebendiges Silber) oder »Mercurius«. Reines Quecksilber ist bei Raumtemperatur flüssig und wird durch die Reaktion des Quecksilbererzes Zinnober mit Sauerstoff gewonnen.

Herakleides von Tarent, ein bedeutender Arzt in Alexandria, erwähnte etwa 75 v. Chr. als Erster die Toxizität von Quecksilber. Diese Toxizität ist sicher auch der Grund, warum Quecksilber bzw. Quecksilberpräparate vom Altertum über das Mittelalter bis ins 20. Jahrhundert als Heilmittel verwendet wurden. Beispielsweise setzte man Quecksilberpaste ab dem 15. Jahrhundert zur Behandlung von Syphilis ein. Dazu wurde die Paste auf die Haut aufgetragen, injiziert oder direkt inhaliert. Nicht selten kam es dabei zu Vergiftungen. Auch bei Darmverschlüssen kam Quecksilber in reiner Form zum Einsatz. Und in der Gynäkologie wurde es offenbar für vaginale Spülungen bei Gonorrhö und anderen Entzündungen genutzt, obwohl man sich der Möglichkeit einer Vergiftung durchaus bewusst war (Liegner, 1926).

Thiomersal ist eine organische Quecksilberverbindung, die bis 1999 Impfstoffen beigemischt wurde. Es wurde immer wieder mit Autismus bei Kindern in Verbindung gebracht. Erst auf Druck zahlreicher Wissenschaftler, insbesondere der American Academy of Pediatrics, wurde seine Beimischung ausgesetzt.

Neben der (Zahn-)Medizin fand Quecksilber Einsatz in Thermo- bzw. Barometern und aufgrund seiner günstigen elektrischen Eigenschaften als Neigungsschalter, zum Beispiel in alten Treppenlichtzeitschaltern. Auch die Quecksilberdampflampe hat ihren Namen erhalten, weil in dieser Art von Energiesparlampe Quecksilber enthalten ist. Weitere Anwendungen von Quecksilber finden sich bei der Goldgewinnung und bis 1984 als Beizmittel für Saatgut.

In allen genannten Bereichen wurde die Verwendung von Quecksilber bzw. Quecksilberverbindungen mittlerweile stark eingeschränkt oder sogar verboten. Denn Quecksilber verdampft schon bei Zimmertemperatur und überträgt sich somit unkontrollierbar auf den Menschen, bei welchem es als starkes Nervengift wirkt. Zudem hat es eine starke Tendenz, sich im menschlichen Körper abzulagern und dort schwerwiegende Langzeitschäden auszulösen. Schon die Römer wussten von der schädlichen Wirkung von Quecksilber: Die Lebenserwartung der damals in ihren Quecksilberminen arbeitenden Sklaven taxierten sie auf wenige Wochen. Auch in der Neuzeit wurde immer wieder von schweren Quecksilbervergiftungen und gar Todesfällen bei der Herstellung von Spiegeln, in Töpfereien und bei der Tintenproduktion berichtet.

Eine besonders eindrückliche Episode führt uns ins Jahr 1810 zurück, als die beiden britischen Schiffe HMS Triumph und HMS Phipps versuchten, die Ladung eines in der Bucht von Cadiz untergegangenen spanischen Schiffes zu bergen. Was die Seefahrer nicht wussten: Es handelte sich um mehrere Fässer mit elementarem Quecksilber. Es kam, wie es kommen musste. Einige der geborgenen Fässer schlugen leck und das flüssige Quecksilber verbreitete sich auf den Schiffen. Nur wenige Stunden später zeigten viele Matrosen neurologische Symptome wie Zittern und Lähmungserscheinungen. Auch ausfallende Zähne, übermäßiger Speichelfluss und unerklärliche Lungenprobleme wurden vom Schiffsarzt Henry Plowman dokumentiert. Zum Glück erkannte Plowman schnell die Quecksilberdämpfe als gemeinsame Ursache der Symptome. Sofort ließ er alle Luftluken im Schiffsrumpf öffnen und die Stellung der Segel so verändern, dass möglichst viel frische Luft in die Bereiche unter Deck gelangen konnte. Die gesamte Besatzung durfte nicht mehr unter Deck schlafen. So verhinderte der weitsichtige Plowman ein noch größeres Unglück.

Ganz so glimpflich lief es in Minamata, Japan, leider nicht ab. Dort führte die unkontrollierte Entsorgung von Amalgamabfällen zwischen 1932 und 1968 zu einer Umweltkatastrophe unermesslichen Ausmaßes. Minamata liegt an der Ostküste der japanischen Insel Kyūshū und ist von zahlreichen Fischerdörfern umgeben. Mitte der 1950er-Jahre bemerkten die Dorfbewohner, dass sich ihre Katzen seltsam verhielten. Aus unerklärlichen Gründen begannen sie unkontrolliert zu jaulen und fielen dann einfach tot ins

Meer. Bald darauf tauchten auch bei den Dorfbewohnern unge-
wöhnliche Symptome auf, wie zum Beispiel:

* *Taubheitsgefühl in den Gliedmaßen und Lippen*
* *Schwierigkeiten beim Hören oder Sehen*
* *Zittern in Armen und Beinen*
* *Probleme beim Gehen*

Wie zuvor die Katzen begannen nun einige Menschen, sich sehr
seltsam zu verhalten und unkontrolliert zu schreien. Den Men-
schen war klar, dass irgendetwas ihr Nervensystem beeinflusste.
Doch was? Der rote Faden, der die mysteriösen Fälle miteinander
zu verbinden schien, waren die Fische, von denen sich sowohl die
Dorfbewohner als auch die Katzen ernährten. Dies veranlasste
Wissenschaftler zu der Annahme, dass die Fische in der Minamata-
Bucht vergiftet waren.

Im Juli 1959 entdeckten Forscher der Universität Kumamoto dann
endlich die Ursache aller Krankheits- und Todesfälle: eine schwere Quecksilbervergiftung. Seither trägt diese Form der Vergiftung
den Namen **Minamata-Krankheit.** Auf der Suche nach der Herkunft des gefundenen Quecksilbers geriet bald eine petrochemi-
sche Fabrik, betrieben von der Chisso Corporation in Minamata,
ins Visier der Ermittler. Doch Chisso stritt jegliche Verantwortung
ab, verwies den Vorwurf, die in ihrer Produktionsanlage anfallen-
den Quecksilberabfälle könnten irgendwelche Krankheiten verursachen, ins Reich der Fabeln und setzte die Produktion uneinge-
schränkt fort. In einer späteren Untersuchung wurde geschätzt,
dass Chisso auf diese Weise 82 Tonnen an Quecksilberverbindungen in die Minamata-Bucht geschleust hatte. Und das Aller-

schlimmste daran: Weil die Quecksilberbelastung so lange Zeit anhielt, brachten viele akut vergiftete Frauen Kinder zur Welt, die ebenfalls Vergiftungserscheinungen zeigten. Die Kinder wurden mit schweren Missbildungen wie entstellten Gliedmaßen, geistigen Defiziten, Taub- oder Blindheit geboren.

Parallel zu den schrecklichen Vorgängen in Minamata ereignete sich ein ähnlicher Vorfall 1965 in der Provinz Niigata, Japan, wo die Showa Electrical Company hochgiftige Quecksilberverbindungen in den Fluss Agano leitete. Wie auch in Minamata reicherten sich die Gifte in der Nahrungskette an. Wieder waren es Katzen, bei denen man die ersten Symptome bemerkte. Doch wie schon in Minamata zeigten kurze Zeit später auch 690 Menschen schwerste Vergiftungserscheinungen.

Ähnliche Symptome und Krankheitsverläufe konnten auch 1999 bei indigenen Stämmen im Amazonasgebiet nachgewiesen werden. Ahnen Sie schon, wohin die Spur führt? Genau, dieses Mal waren illegal von Goldgräbern abgeleitete Quecksilberabfälle die Ursache für die Erkrankungen.

Doch es geht bei Weitem nicht immer so dramatisch zu wie bei den bisher besprochenen Fällen. Stellen Sie sich zum Beispiel vor, Sie kaufen Ihr Brot immer beim selben Bäcker Ihres Vertrauens. Das Brot ist frisch, lecker und hält sich lange. Es gibt nicht den geringsten Grund für Sie, darüber nachzudenken, ob mit dem Brot alles in Ordnung ist. Doch eines Tages stellen Sie ein seltsames Taubheitsgefühl in Ihren Fingern, Zehen, Armen und Beinen fest. Und auch Ihr Sehvermögen hat sich irgendwie verändert. Zufällig hören Sie beim Bäcker Ihres Vertrauens ein Gespräch zweier anderer

Kunden mit, in welchem diese sich über ganz ähnliche Symptome austauschen. Sie denken noch: »Was für ein Zufall!« Doch ein paar Tage später hören Sie in den Nachrichten, dass noch viel mehr Menschen mit genau denselben Symptomen ins Krankenhaus eingeliefert wurden und bereits mehrere davon gestorben sind. Und alle betroffenen Personen lassen sich auf die eine oder andere Weise mit Ihrem Lieblingsbäcker in Verbindung bringen.

Die Geschichte klingt ziemlich an den Haaren herbeigezogen, nicht wahr? Sie ist aber tatsächlich so geschehen, und zwar 1971 im Irak. Im Herbst ebendieses Jahres importierte die irakische Regierung mehrere zehntausend Tonnen Getreidesaatgut aus den USA und aus Mexiko, das mit quecksilberhaltigen Fungiziden beschichtet war. Fungizide werden unter anderem in der Landwirtschaft verwendet, um Pilze und deren Sporen abzutöten und so den Getreideertrag zu erhöhen. Das importierte Saatgut war orange eingefärbt, die Säcke mit entsprechenden Sicherheitshinweisen versehen und alle Händler, die das Saatgut verkauften, wiesen die Bauern angeblich auf die Giftigkeit des Getreides beim Verzehr hin. Allerdings konnten die irakischen Bauern die englischen Warnhinweise nicht lesen und benutzten darum das Saatgut, um ihre Tiere damit zu füttern und Brot zu backen. Anfangs geschah nichts Verdächtiges, schließlich gibt es bei Quecksilbervergiftungen eine recht lange Latenzzeit zwischen der Einnahme des Giftes und dem Auftreten erster Symptome. Erst nach 16 bis 38 Tagen zeigen sich die ersten neurologischen Ausfälle. Insgesamt wurden bei dieser Katastrophe 6530 Menschen in Krankenhäuser eingeliefert, 459 davon starben an diesem giftigen Saatgut.

Eigentlich sollten Wissenschaftler also um die Gefahren beim Umgang mit Quecksilber und seinen Verbindungen wissen. Dass dieses Wissen nicht immer etwas nützt, zeigt der Fall von Karen Wetterhahn, einer Chemieprofessorin am Dartmouth College in New Hampshire, USA. Hauptsächlich beschäftigte sie sich mit der Toxizität von Metallen. Umso mehr hätte sie um die Toxizität organischer Quecksilberverbindungen wissen müssen! Doch 1996 verschüttete sie versehentlich eine kleine Menge Dimethylquecksilber. Innerhalb weniger Sekunden durchdrang die Substanz ihre Latexhandschuhe und drang in ihre Haut ein. Fünf Monate später zeigten sich Vergiftungssymptome in Form von Schwindelanfällen und Kopfschmerzen. Wetterhahn fiel ins Koma. Trotz einer aggressiven Chelat-Therapie starb sie einige Monate später an einer Hirnfunktionsstörung – die Folge einer starken Quecksilbervergiftung. In ihrem Blut fand man eine Quecksilberkonzentration, die dem 80-fachen des toxischen Schwellenwertes entsprach.

Verschiedene Formen von Quecksilbervergiftungen

Aus den eben beschriebenen Unfällen mit Quecksilber wird deutlich, dass von dieser chemischen Substanz und ihren Verbindungen eine beträchtliche, jedoch oft unterschätzte Gefahr für den Menschen ausgeht. Generell können Quecksilbervergiftungen auf unterschiedliche Weise entstehen:

* *Aufnahme rein metallischen Quecksilbers*
* *Einatmen von Quecksilberdämpfen*
* *Aufnahme von organischen Quecksilberverbindungen über die Haut, die Lungen oder den Magen-Darm-Trakt*
* *Aufnahme von anorganischem Quecksilber über den Magen-Darm-Trakt*

Dabei wird zwischen akuten und chronischen Quecksilbervergiftungen unterschieden.

Akute Quecksilbervergiftungen

Eine akute Quecksilbervergiftung liegt vor, wenn ein Mensch kurzzeitig einer toxischen Menge von Quecksilber, seinen Verbindungen oder Quecksilberdämpfen ausgesetzt ist. Beispiele dafür sind die Vorgänge auf der HMS Triumph und der Laborunfall von Karen Wetterhahn.

Je nachdem, welche Art von Quecksilber vorliegt, können sich die Symptome einer akuten Quecksilbervergiftung im Detail sehr unterscheiden.

- *Bei der oralen Aufnahme zeigen sich Symptome in Form von Gastritis, Übelkeit, Brechreiz, Durchfall und einem deutlichen Geschmack von Metall im Mund. In der Folge kommt es fast immer zum sogenannten **nephrotischen Syndrom:** Das Quecksilber führt zu einer erhöhten Eiweißausscheidung (die sich durch erhöhte Blutfettwerte und Ödeme nachweisen lässt), was sich wiederum negativ auf die Nierenfunktion auswirkt. In der Folge kann Nierengewebe absterben, es können Thrombosen in der Nierenvene entstehen und es kann zu einer Anurie, also einer ausbleibenden bzw. verminderten Harnausscheidung, kommen.*
- *Wenn Quecksilberdämpfe eingeatmet werden, sind die akuten Symptome meist Fieber, Brustschmerzen, Atemnot bzw. Kurzatmigkeit und Husten. Zusätzlich kann es zu blutigem Auswurf kommen, wenn Blut aus dem Lungengewebe austritt. Auch Lungenentzündungen werden in diesem Kontext immer wieder beobachtet.*
- *Bei der Aufnahme von organischen Quecksilberverbindungen über die Haut sind die ersten Symptome einer akuten Vergiftung Übelkeit, Erbrechen, Kopfschmerzen, Schwindel und ein trockener Mund-Rachenraum. Wie der Fall von Karen Wetterhahn eindrücklich zeigt, können auch neurologische Ausfälle bis hin zum Koma vorkommen.*

So heftig sich die Symptome einer akuten Quecksilbervergiftung anhören. Wird die Vergiftung umgehend von einem Arzt behandelt, vergehen die Symptome im Allgemeinen recht schnell und es bleiben keine Schädigungen zurück. Die bereits beschriebenen Beispiele verdeutlichen jedoch, dass eine akute Quecksilbervergiftung schwere bleibende Schäden an der Leber und den Nieren verursachen oder sogar tödlich sein kann, wenn sie nicht schnell und kompetent behandelt wird.

Chronische Quecksilbervergiftungen

Eine chronische Quecksilbervergiftung entsteht, wenn Quecksilber oder Quecksilberverbindungen über einen längeren Zeitraum eingenommen werden, ohne dass die Dosis zu akuten Vergiftungen führt. Je nach Menge des aufgenommenen Quecksilbers können die ersten Symptome nach Wochen oder Monaten, zum Teil auch erst nach Jahren auftreten. Beispiele für eine chronische Quecksilbervergiftung sind die beschriebenen Ereignisse in Japan und im Irak. Auch Quecksilbervergiftungen durch Amalgam-Füllungen fallen in diese Kategorie.

Bei einer chronischen Quecksilbervergiftung treten allgemeine Symptome wie Kopfschmerzen, Schwindelgefühle oder Beeinträchtigung der Nierenfunktion auf, die mit denen einer akuten Vergiftung vergleichbar sind. Bei chronischen Quecksilbervergiftungen treten auch zunehmend neurologische Symptome auf, zum Beispiel zitternde Hände, Krämpfe, Lähmungserscheinungen oder Sprachstörungen. Außerdem klagen viele Erkrankte über Vergesslichkeit und depressive Verstimmungen bis hin zu Suizidgedanken. Laut einer Studie der Universität Calgary ist die neurologische Wirkung von Quecksilber mit Multipler Sklerose vergleichbar, da Quecksilber die Ausschüttung der entsprechenden Transmitter an den Synapsen der Nerven blockieren kann (Attar et al., 2012; Maderis, 2023).

Außer im Gehirn und im Nervensystem reichert sich Quecksilber vor allem in den Nieren und in der Herzmuskulatur, im Darm und in der Bauchspeicheldrüse, in der Gebärmutter und im Fettgewebe an.

Chronische Quecksilbervergiftungen sind für schwangere Frauen, stillende Mütter und deren neugeborene Kinder besonders gefährlich. Während der Schwangerschaft kann das Quecksilber über die Nabelschnur auf das ungeborene Kind übergehen – mit teils verheerenden Folgen. So weiß man beispielsweise aus der Katastrophe von Minamata, dass viele der Frauen, die mit Methylquecksilber vergifteten Fisch gegessen hatten, später körperlich und psychisch beeinträchtigte Kinder auf die Welt brachten. Auch in der Muttermilch lässt sich Quecksilber nachweisen, wenn die betreffende Mutter unter einer chronischen Quecksilbervergiftung leidet.

Ursachen einer Quecksilbervergiftung

Quecksilber ist ein (chemisches) Element und ein Metall. Es kommt natürlich in der Luft, im Wasser und im Boden vor. Quecksilber kann in drei verschiedenen Formen auftreten: als elementares Quecksilber, als anorganische Quecksilberverbindung und als organische Quecksilberverbindung. Alle drei Formen haben unterschiedliche Eigenschaften, Verwendungszwecke und Toxizitäten.

Elementares Quecksilber

Elementares, also rein metallisches Quecksilber ist bei Raumtemperatur flüssig. Es wird zum Beispiel in Thermometern, Zahnamalgamen und industriellen Prozessen verwendet. Gelegentlich kann das Quecksilber durch häufigen Hautkontakt in den Organismus gelangen, zum Beispiel bei Menschen, die in Zahnarztpraxen gearbeitet und dort Amalgam zum Teil mit den Fingern geknetet haben.

Aufnahme von Quecksilberdämpfen

Bei den Dämpfen des elementaren Quecksilbers sieht die Sache folgendermaßen aus: Da Quecksilber bereits bei Zimmertemperatur verdampft, gelangen die Dämpfe direkt über die Atemwege in den Körper. Über den Lungenkreislauf gelangen sie dann in die Blutbahn und verteilen sich im gesamten menschlichen Organismus. Je nach aufgenommener Menge und Dauer der Exposition können die Dämpfe sowohl zu akuten als auch zu chronischen Vergiftungen führen.

Organische Quecksilberverbindungen

Die Hauptaufnahmequelle von Quecksilber sind organische Quecksilberverbindungen, insbesondere Methylquecksilber. Solche organischen Quecksilberverbindungen entstehen, wenn sich Quecksilber mit Kohlenstoff verbindet. Sie gelangen über die Nahrungskette, hauptsächlich durch den Verzehr von Fisch, zum Menschen, wo sie die Blut-Hirn-Schranke vergleichsweise leicht überwinden und sogar durch die Nabelschnur auf einen Fötus übergehen können.

Man kann beobachten, wie sich diese organischen Quecksilberverbindungen regelrecht in der Nahrungskette nach oben arbeiten: Insbesondere Raubfische wie Thunfische oder Haie weisen mitunter extrem hohe Quecksilberkonzentrationen auf. Darum empfahl die amerikanische Food and Drug Association (FDA), eine Behörde für Lebens- und Arzneimittel, im Jahr 2022 schwangeren und stillenden Frauen sowie Kleinkindern, bestimmte Fische und Schalentiere nicht bzw. nur in geringer Menge zu verzehren (FDA, 2022).

Auch organische Quecksilberverbindungen können sowohl zu akuten als auch zu chronischen Quecksilbervergiftungen führen.

Anorganisches Quecksilber

Anorganisches Quecksilber tritt unter anderem als Quecksilbersalz, zum Beispiel Quecksilberchlorid, auf. Diese Verbindungen von Quecksilber mit anderen Elementen kommen natürlicherweise in der Umwelt vor, werden aber auch in der Industrie verwendet. Solche Salze sind gut wasserlöslich und werden darum leicht vom Magen-Darm-Trakt aufgenommen. Im Gegensatz zu organischen Quecksilberverbindungen können sie die Blut-Hirn-Schranke zumeist nicht überwinden, verursachen also nur selten neurologische Symptome. In erster Linie wirken sie auf den Magen-Darm-Trakt und die Nieren, doch auch dort können sie immense Schäden anrichten.

Die drei verschiedenen Formen des Quecksilbers unterscheiden sich auch in ihrer toxischen Wirkung auf den Menschen. Das Quecksilber, welches in Zahnamalgamen vorkommt, ist elementares Quecksilber. Es ist im Gegensatz zu organischem Quecksilber (beispielsweise in Fisch) und anorganischem Quecksilber nicht abgebunden. Es bindet deutlich häufiger an körpereigene Moleküle und kann dort seine potenziell schädigende Wirkung entfalten (Daschner & Mutter, 2007).

Quecksilberallergien

Neben akuten und chronischen Vergiftungen durch Quecksilber sind Quecksilberallergien ein weiterer gewichtiger Grund, warum wir auf Amalgam als Füllungsmaterial verzichten sollten. Auch über diese Akutreaktion des menschlichen Körpers auf Quecksilber gibt es nur wenig zu lesen. Oft wird diese Erkrankung nicht erkannt und Patienten, die nach dem Legen einer Amalgam-Füllung entsprechende Symptome zeigen, wird gerne gesagt, dass die Symptome psychosomatischer Natur seien und es keinen Bezug zur gelegten Amalgam-Füllung gebe. Doch hier ist Vorsicht geboten!

Eine Quecksilberallergie entsteht, wenn ein Mensch über die Haut oder die Schleimhäute ein- oder mehrmalig in Kontakt mit dem Schwermetall kommt. Die Symptome können sehr vielfältig sein. Manche Symptome verschwinden nach ein paar Tagen, andere bleiben über Monate bestehen. Zu den charakteristischen Symptomen gehören unter anderem:

* *kleine, schmerzhaft entzündete Geschwüre auf der Mundschleimhaut (Fachbegriff: rezidivierende Aphten)*
* *entzündliche Veränderungen der Haut (Rötung, Bläschen oder Knötchen)*
* *wiederkehrende juckende Ausschläge auf der Schleimhaut (ähnlich der Hautkrankheit Lichen ruber planus)*
* *krankhafte Veränderungen der Mundschleimhaut, die sich durch weiße Flecken zeigen (Fachbegriff: Leukoplakien)*
* *allgemeine körperliche Symptome wie Gastroenteritis und Fieber*

Es gibt verschiedene Berichte und Untersuchungen, die belegen, dass Quecksilberallergien weiter verbreitet sind als ursprünglich vermutet. Beispielsweise ergab eine Untersuchung der Abteilung für Allergie und Berufskrankheiten der Haut an der Hautklinik der Universität Heidelberg, dass von 289 Patienten immerhin 59 eine Quecksilber-Hypersensibilität aufwiesen, also mehr als 20 % der untersuchten Patienten! Dabei ergab die eingehende Anamnese einen gesicherten vorhergehenden Kontakt mit Quecksilber (Taugner & Schütz, 1966). In dieser wissenschaftlichen Arbeit wird übrigens festgestellt, dass in zahlreichen anderen Untersuchungen geringere Häufigkeiten nachgewiesen wurden, was unter anderem damit erklärt wird, dass in diesen anderen Untersuchungen keine so ausführlichen Anamnesen durchgeführt wurden. Mit anderen Worten: Wenn ein Patient, der im Vorfeld keinerlei Kontakt mit Quecksilber hatte, auf Quecksilberallergien getestet wird, fällt der Test selbstverständlich negativ aus.

Allergien auf andere Bestandteile von Amalgam

In Amalgam treten auch die Metalle Zinn und Kupfer auf, wenn auch in ungleich geringerer Konzentration als Quecksilber. Dennoch spielen diese beiden Substanzen bei den biologischen Vorgängen, die durch die Amalgam-Füllungen in der Mundhöhle ausgelöst werden, eine nicht zu unterschätzende Rolle.

Beide Metalle kommen natürlich vor und sind wichtige Spurenelemente für den menschlichen Körper. Grundsätzlich wird reines Zinn als ungiftig eingestuft – nur in organischen Verbindungen kann es bisweilen giftig wirken. Auch Kupfer ist an sich harmlos. Zu einer Vergiftung durch Kupfer kann es nur kommen, wenn über einen längeren Zeitraum höhere Dosen des Metalls aufgenommen werden, zum Beispiel durch die Nahrung oder Umwelteinflüsse. Typische Nahrungsmittel, die Kupfer enthalten, sind Wasser aus alten Rohrleitungen oder Tabakwaren.

Gelegentlich kann Kupfer auch Allergien auslösen, allerdings nur, wenn Menschen über einen längeren Zeitraum mit der Substanz in Berührung kommen, beispielsweise bei kupferhaltigen Zahnfüllungen. Ein typisches Symptom für eine Kupferallergie im Mundraum ist ein geschwollenes und stark gerötetes Zahnfleisch.

Das Hauptproblem von Kupfer und Zinn im Kontext von Amalgam-Füllungen ist, dass beide Metalle sehr unedel sind, also eine starke Korrosionsneigung haben. In Kombination mit dem ständigen Speichelfluss im Mundraum können sich sogenannte **elektrische Lokalelemente** bilden, die dann zum Beispiel zu einem Stromfluss zwischen direkt benachbarten Füllungen oder Goldkronen führen. Dabei lösen sich Zink-, Zinn- und Kupfer-Ionen aus dem Amalgam, was von vielen Patienten als metallischer Geschmack im Mund wahrgenommen wird. Auch gibt es zahlreiche Berichte von Patienten, die zuckende Schmerzen empfinden, wenn sich beim Zusammenbeißen beispielsweise eine Amalgam-Füllung und eine Goldkrone berühren.

Quecksilberfreisetzungen bei Amalgam-Füllungen

Aus allen vorliegenden Berichten und wissenschaftlichen Studien hinsichtlich der Wirkung von Quecksilber aus Amalgam-Füllungen ergeben sich keine eindeutigen Hinweise auf dessen Unschädlichkeit.

Dafür gibt es schlichtweg zu viele Hinweise, die auf eine Belastung durch das aus den Füllungen austretende Quecksilber hinweisen, sei es als Quecksilberdampf oder in Form von organischem bzw. anorganischem Quecksilber, das sich in den Zellen verschiedenster Organe ablagert. Viele Länder haben daher bereits reagiert und die Verwendung für bestimmte Patientengruppen eingeschränkt bzw. komplett untersagt.

Eine Amalgam-Füllung wiegt im Durchschnitt etwa 3 Gramm. Bei 10 Amalgam-Füllungen ergibt sich also ein Gesamtgewicht von 30 Gramm, wovon wiederum etwa 15 Gramm Quecksilber sind. Diese Zahlen sollten Sie im Kopf behalten, wenn Sie die folgenden kurz zusammengefassten wissenschaftlichen Ergebnisse lesen.

Einige wissenschaftliche Studien zu den Folgen von Amalgam

Die Untersuchungen von Clarkson (2002) und Löffler (2009) führten zu dem Ergebnis, dass die Aufnahmerate von anorganischen Quecksilberverbindungen im menschlichen Magen-Darm-Trakt bei etwa 15 % liegt. Zu 80 % wird es als metallischer Quecksilberdampf aufgenommen und über das Blut im gesamten Körper verteilt.

Drasch et al. (1994) und Palkovicova et al. (2008) wiesen in ihren wissenschaftlichen Arbeiten nach, dass bei Schwangeren mit Amalgam-Füllungen Quecksilber auf das ungeborene Kind übertragen wird. Dabei korreliert die Konzentration von Quecksilber im Nabelschnurblut und dem Gehirn des Embryos direkt mit der Anzahl der Amalgam-Füllungen der Mutter.

In zahnmedizinischen Fachbüchern wurde noch in den 1980er-Jahren darauf hingewiesen, dass es nach dem Legen einer größeren Amalgam-Füllung über 3 Monate lang zu einer Ausscheidung von 200 bis 300 Mikrogramm Quecksilber kommen kann. Auch wird eine Obergrenze von 6 großen Amalgam-Füllungen empfohlen (Sauerwein, 1981). Dabei muss man wissen, dass die normale Ausscheidungsrate von über die Nahrung aufgenommenem Quecksilber bei 5 bis 10 Mikrogramm liegt.

Wilhelm (1999) untersuchte die Verweildauer von Quecksilber im menschlichen Körper und kam zu dem Ergebnis, dass dessen Halbwertszeit etwa 60 Tage beträgt. Im Gehirn muss hingegen mit Halbwertszeiten von bis zu 18 Jahren gerechnet werden.

Pathologische Untersuchungen von Drasch et al. (1992) zeigten, dass die Konzentration von anorganischem Quecksilber in verschiedenen Organen der Patienten direkt mit der Zahl der vorhandenen Amalgam-Füllungen korreliert.

Boyd (1991) untersuchte Schafe, die mit 12 Amalgam-Füllungen versorgt waren. Dabei stellte er eine verringerte Nierenfiltrationsrate und ein nephrotisches Syndrom mit erhöhter Eiweißausscheidung bei den Tieren fest. Ebenfalls in Tierversuchen ließen sich Auswirkungen von Amalgam auf das Immunsystem nachweisen (Eneström & Hultman, 1995). Bei einigen Tieren wurde eine Autoimmunreaktion aktiviert, das heißt eine Fehlsteuerung des Immunsystems, das in der Folge körpereigene Strukturen angreift, ähnlich wie bei Multipler Sklerose, Schuppenflechten, Morbus Crohn, Colitis ulcerosa oder Rheuma. In anderen Fällen fanden die Wissenschaftler eine Hemmung des Immunsystems (Muss et al., 2000).

Arndt kam in einer Untersuchung zu dem Ergebnis, dass sich generalisierte Infektionen durch Quecksilber verschlimmern und es zu einem Anstieg von Herpes-simplex-Viren und Endobakterien kommt (Institut für Wasser-, Boden- und Lufthygiene des Umweltbundesamtes, 1999). Endobakterien, auch Enterobacteriaceae genannt, können Lungenentzündungen, Septikämien, Wund- und Harnwegsinfektionen und, insbesondere bei Neugeborenen, Entzündungen der Hirn- und Rückenmarkshäute hervorrufen. Sie sind auch als Verursacher von Krankenhausinfektionen wohlbekannt.

Wie löst sich Quecksilber aus der Plombe?

Vielleicht fragen Sie sich jetzt, wie das Quecksilber aus einer bestehenden Amalgam-Füllung herausgelöst wird. Nun, dazu müssen Sie sich zuallererst vor Augen führen, dass Ihre Zähne, Ihr Zahnfleisch und Ihr Kiefer jeden Tag extremen Belastungen ausgesetzt sind:

heiße und kalte Speisen bzw. Getränke, oft in schnellem Wechsel; harte Speisen, die von den Zähnen und der Kiefermuskulatur zerkleinert werden müssen; Säuren, die sich in Ihre Zähne und deren Füllungen ätzen; die Dauerreibung zwischen den Zähnen, wenn Sie gedankenlos Kaugummi kauen; tägliches Zähneputzen mit teils abrasiven Zahnpasten und nachts schlimmstenfalls wieder erneute Dauerreibung durch Zähneknirschen ... Mit all diesen Dingen hat Ihr Kauapparat Tag für Tag zu tun. Und all diese Dinge haben einen entscheidenden Einfluss auf die Oberfläche bzw. Struktur von Amalgam-Füllungen und anderen metallischen Restaurationen wie zum Beispiel Goldkronen, die zudem noch korrodieren.

Es sind also sowohl chemische als auch mechanische Vorgänge, die letztlich dazu führen, dass Quecksilber oder andere Metall-Ionen aus einer Füllung bzw. Krone freigesetzt werden. Der mechanische Effekt ist vergleichbar mit einem Autoreifen: Je mehr Kilometer Sie mit Ihrem Auto fahren und je sportlicher Sie beschleunigen oder sich in die Kurve legen, desto schneller verliert Ihr Reifen an Profil. Oder stellen Sie sich Ihre Zähne als zwei Mühlsteine vor, die ständig aufeinander reiben. Dabei wird der Zahnschmelz – das härteste Material in Ihrem Körper! – kontinuierlich abgeschliffen und mit ihm auch die Amalgam-Füllungen und andere Metalllegierungen von Kronen, Brücken oder Prothesen.

Wissenschaftliche Messungen haben ergeben, dass Menschen mit Amalgam-Füllungen bereits ohne Aktivitäten wie Kauen und Zähneputzen mehr Quecksilber ausatmen, das als Quecksilberdampf freigesetzt wird, als Menschen ohne Amalgam-Füllungen (Ott, 1993; Ott et al., 1986; Wirz et al., 1991). Durch Kauen, Zähneputzen oder Knirschen wird der Quecksilbergehalt in der

Ausatemluft nochmals deutlich erhöht. Auch das Alter, die Größe und die Verarbeitung der Füllung wirken sich auf die Quecksilberkonzentration im Atem aus.

Wenn wir gerade beim Zähneputzen sind: Gerade die sogenannten **Zahnweiß-Zahnpasten** beinhalten sehr viele abrasive Zusatzstoffe. Das kann wie Sandpapier auf Ihre Zähne und Füllungen wirken. Durch einen zu hohen Anpressdruck der Zahnbürste verstärkt sich der abrasive Effekt sogar noch.

Was bewirkt das freigesetzte Quecksilber?

Es muss hier nochmals auf den oben genannten Aspekt eingegangen werden, dass es sich bei dem aus Amalgam freigesetzten Quecksilber nicht um abgebundenes handelt, was daher sehr viel reaktionsfreudiger als beispielsweise Quecksilber aus Fischkonsum ist (siehe Kapitel »Organische Quecksilberverbindungen«). Es bindet sich, wie alle Metalle, bevorzugt an die Schwefelwasserstoff-Gruppen (Fachbegriff: **Sulfhydrylgruppen**) von körpereigenen Eiweißen, aus denen zum Beispiel Enzyme oder Hormone aufgebaut sind. Vielleicht fragen Sie sich jetzt, wie sich dies auf den Organismus auswirkt. Nun, Enzyme beschleunigen Stoffwechselprozesse, zum Beispiel die Energiegewinnung aus der Nahrung, und Hormone steuern diese. Durch die Anlagerung von Quecksilber verlieren die befallenen Enzyme und Hormone ihre Funktionsfähigkeit, was die betreffenden Stoffwechselprozesse hemmt. In unserem konkreten Beispiel der Energiegewinnung führt dies dazu, dass sich die Betroffenen chronisch müde und antriebslos fühlen – eines der häufigsten Symptome bei einer chronischen Quecksilbervergiftung.

Dazu trägt auch eine weitere Wirkung des Quecksilbers bei: Es besetzt nämlich die Bindungsstellen für Sauerstoff im **Hämoglobin**. Dieses Molekül in unseren roten Blutkörperchen ist für den Sauerstofftransport von der Lunge in die Körperzellen zuständig. Normalerweise kann jedes Hämoglobin-Molekül vier Sauerstoffatome transportieren. Wenn jedoch ein Teil der Bindungsstellen von Quecksilberatomen besetzt wird, kann das Blut nicht so viel Sauerstoff transportieren, was ebenfalls zu chronischer Müdigkeit und Antriebslosigkeit führt.

Noch gravierender ist allerdings die Wirkung von Quecksilber als Nervengift. (siehe Kapitel »Besorgniserregende Bestandteile in Amalgam«). Diese Symptome rühren daher, dass Quecksilber die sogenannten **Myelinscheiden** der Nervenfasern auflöst. Sie können sich Nerven wie ein Elektrokabel vorstellen: innen der Kupferleiter und außen die Kunststoffisolierung. Wenn die Isolierung defekt ist, kommt es zu Kurzschlüssen. Genau dasselbe passiert, wenn die isolierende Myelinscheide eines Nervs durch Quecksilber angegriffen wird: Es kommt zu Störungen in der Reiz- und Informationsweiterleitung. Typische Folgen können Konzentrations- oder Gedächtnisstörungen sein. Manche Menschen berichten von einem Gefühl, als hätten sie »Watte im Kopf«. Übrigens lassen sich die zerstörten Myelinscheiden auch bei der Multiplen Sklerose beobachten. Unter anderem deshalb wird immer wieder ein möglicher Zusammenhang zwischen dieser Erkrankung und einer chronischen Quecksilbervergiftung diskutiert.

Eine weitere Folge der Metalle im menschlichen Körper sind Unverträglichkeits- und Autoimmunreaktionen. Denn die Substanzen binden sich auch an die Zellwände. Dadurch verändert sich die

Oberflächenstruktur der Zellen. Und hier kommt unser Immun-system ins Spiel: Es deutet nämlich die veränderten Zellstrukturen als fremd bzw. feindlich und bekämpft sie, indem es Antikörper gegen die Zellen bildet. Dies kann zu allergischen Reaktionen oder auch zu Autoimmunerkrankungen wie Hashimoto-Thyreoiditis, einer chronischen Schilddrüsenentzündung, führen.

Amalgam in Deutschland

Die moderne Forschungsliteratur enthält eine Vielzahl von Fallstu-dien, bei denen Patienten nach dem Legen einer Amalgam-Füllung Symptome zeigten und verschiedenste Krankheiten entwickelten. Die wohl umfangreichste Übersicht hat Daunderer zusammenge-tragen (1992). Widmet man sich dieser eindrucksvollen Sammlung von Einzelschicksalen trotz der Kritik an Daunderer auf unvorein-genommene Weise, so drängt sich die Frage auf, warum Amalgam-Füllungen immer noch als ungefährlich eingestuft werden und in dem beschriebenen Umfang gelegt werden. Wie bereits weiter oben erwähnt, gibt es keine eindeutigen Hinweise auf die Unge-fährlichkeit, jedoch viele Hinweise auf die schädliche Wirkung von Quecksilber auf den menschlichen Organismus bzw. die Umwelt.

Das erste historisch benannte Amalgamverbot, von 1840 bis 1850 in den USA, währte nicht lange. Anschließend wurde von offizieller Seite versichert, dass die Zusammensetzung der Amalgam-Füllungen verändert worden sei und dass die Füllungen jetzt sicherer für die Patienten seien. Man könnte argumentieren, dass diese Entscheidung stark pragmatische Züge trug, schließlich gab es damals mit der Goldklopffüllung (siehe Kapitel 3) nur eine einzige Alternative für dauerhafte Zahnfüllungen und diese war extrem aufwendig, teuer und nur für kleinere Defekte geeignet. Und Inlays, wie wir sie heute kennen, waren nicht möglich, weil man noch keine Abformmaterialien kannte, um solche Füllungen indirekt in einem Labor anzufertigen.

Über die folgenden Jahrzehnte entwickelten sich zwar Abformmaterialien, mit deren Hilfe sich Zähne abformen und anschließend im Dentallabor mit Gold-Inlays versorgen ließen. Doch aufgrund des großen Herstellungsaufwands und des deutlich höheren Materialpreises wurden diese Füllungen nie ernsthafte Amalgam-Konkurrenten. Daran änderte sich bis in die späten 1980er-Jahre nichts. Die in der Zwischenzeit entdeckten Composite- oder Kunststoff-Füllungen wurden zwar im Frontzahnbereich eingesetzt, waren aber für die Kaubelastung im Seitenzahnbereich völlig ungeeignet.

Anfang der 90er-Jahre kamen Keramiken auf, die ausreichend stabil waren, um auch als Inlays im Seitenzahnbereich einsetzbar zu sein. Der Grund, warum die Keramik-Inlays den Amalgam-Füllungen nicht den Rang ablaufen konnten, ist derselbe wie schon zuvor bei den Gold-Inlays: Sie sind wesentlich aufwendiger und teurer in der Herstellung. Bei den ganzen Diskussionen um Amalgam in Deutschland geht es also letztlich ums Geld.

Dabei wird meist nur am Rande erwähnt, dass andere Länder in Bezug auf Amalgam wesentlich nachhaltigere Entscheidungsgrundlagen geschaffen haben. Beispielsweise verwenden Zahnärzte in Schweden bereits seit 1999 keine Amalgam-Füllungen mehr und in Dänemark ist der Einsatz von Amalgam als Füllmaterial seit 2008 verboten. Ab 2025 ist Amalgam EU-weit verboten, wenn auch mit der offiziellen Begründung, dass Amalgam-Füllungen die Umwelt mit Quecksilber belasten. Immerhin werden in der EU laut der EU-Kommission (Stand 2023) pro Jahr etwa 40 Tonnen Quecksilber für Amalgam-Füllungen gebraucht (Europäische Kommission, 2023). Man denke nur an die zunehmende Zahl von Menschen, die sich nach ihrem Tod einäschern lassen. Bei den dabei auftretenden Temperaturen von etwa 1000 °C werden massiv Quecksilberdämpfe aus eventuell vorhandenen Amalgam-Füllungen freigesetzt. Dazu kommt noch das über Jahre im Körper abgelagerte Quecksilber. Entsprechend werden schon seit etwa Beginn dieses Jahrtausends aufwendige Filteranlagen in Krematorien eingebaut, um die toxischen Quecksilber-Kontaminationen einzufangen.

Seit 2018 darf entsprechend der bereits erwähnten EU-Quecksilberverordnung kein Amalgam mehr bei Kindern unter 15 Jahren, bei Schwangeren und bei stillenden Müttern eingesetzt werden. Schon Ende der 1990er-Jahre war die Verwendung von Amalgam in Deutschland so eingeschränkt worden, dass Kinder unter 6 Jahren und Schwangere keine Amalgam-Füllungen mehr erhalten durften (BZÄK, 2024). Es stellt sich die Frage: Wenn Amalgam-Füllungen wirklich so sicher sind, wie immer behauptet wird, warum wird Amalgam dann in vielen Ländern nicht mehr verwendet, in Schweden seit 1999 nicht mehr von den Krankenkassen bezahlt und in Deutschland seit den 1990er-Jahren eingeschränkt?

Die Bundeszahnärztekammer schreibt dazu, dass »aus zahnmedizinischer Sicht zahlreiche Gründe für die Beibehaltung von Amalgam als Füllungsmaterial sprechen« (BZÄK, 2024). Und »weltweit gibt es kein Füllungsmaterial, das so oft und intensiv auf eine mögliche Gesundheitsgefährdung hin untersucht wurde, wie es bei Amalgam der Fall ist« (ebd.). Gleichzeitig empfiehlt die Kassenzahnärztliche Bundesvereinigung: »Gleichwohl ist das Material [Amalgam] für die Versorgung von vulnerablen Patientengruppen, besonders in der Alters- und Behindertenzahnheilkunde, nicht wegzudenken« (KZBV, 2023).

Ergänzend möchte ich hier noch anfügen:

Wie bei allen kontroversen Themen gilt auch für Amalgam und seine möglichen Risiken für den menschlichen Organismus: Sie müssen sich zuerst ein eigenes, möglichst breites Bild machen. Dazu stelle ich Ihnen gerne mein zahnmedizinisches Fachwissen zur Verfügung. Einzig die Entscheidung, welche Schlussfolgerungen Sie daraus ableiten, kann ich Ihnen nicht abnehmen.

2. Amalgam sicher entfernen

Im vorangegangenen Kapitel haben Sie anhand zahlreicher Fallbeispiele und wissenschaftlicher Untersuchungen gesehen, welche gesundheitlichen Folgeerscheinungen Amalgam mit sich bringen kann. Auch auf die unschöne Optik von Amalgam habe ich mehrfach hingewiesen. Aus diesen Gründen entscheiden sich immer mehr Menschen, ihre Amalgam-Füllungen entfernen zu lassen. Doch wie entfernt man eine Amalgam-Füllung auf sichere Art und Weise?

In diesem Kapitel werden wir uns Folgendes gemeinsam im Detail anschauen:

- *Welche wohlbedachten Schritte sind bei der Entfernung von Amalgam-Füllungen notwendig?*
- *Wie läuft eine professionelle Amalgam-Sanierung ab?*
- *Welche sicheren Alternativen gibt es zu Amalgam?*

Sie ahnen schon: Dabei geht es nicht nur darum, wie man alte Amalgam-Füllungen schnell herausbohrt und durch ein anderes Material ersetzt. Das könnte jede herkömmliche Zahnärztin bzw. jeder herkömmliche Zahnarzt problemlos bewerkstelligen. Das Besondere an unserer biologisch-zahnmedizinischen Sichtweise ist, dass sie über Jahrzehnte einen breiten Erfahrungsschatz in Bezug auf die Wirkung von Amalgam auf den menschlichen Körper, auf seine sichere Entfernung und auf zuverlässige alternative Werkstoffe gesammelt hat.

Doch warum kann man eine Amalgam-Füllung nicht einfach herausbohren und fertig? Nun, wenn bei Ihnen schon einmal eine Karies entfernt wurde, dann wissen Sie vermutlich, dass der schnelle (kreischend klingende) Bohrer, die sogenannte **Turbine,** ständig gekühlt werden muss, weil sonst die Zahnhartsubstanz, also der Zahnschmelz und das Dentin, zu stark erhitzt und in der Folge der Nerv im Inneren des Zahns absterben würde. Wenn der zur Kühlung eingesetzte Wasserstrahl auf den Zahn trifft, zerstäubt er in feinste Tröpfchen, die sich anschließend wie eine Nebelwolke im Behandlungszimmer verteilen. Neben Wasser und Speichel enthält diese Wolke auch Bakterien aus Ihrer Mundhöhle – und eben Quecksilber, falls Ihr Zahnarzt gerade eine Amalgam-Füllung behandelt. Ohne entsprechende Schutzmaßnahmen würden diese giftigen Schwermetallpartikel direkt in Ihre Lungen und auch die Lungen der behandelnden Personen gelangen und von dort jeweils über die Blutbahn in den gesamten Organismus.

Viele Menschen glauben, die größte Gefahr bestehe darin, dass man das herausgebohrte Amalgam zum Teil verschluckt. Doch im Vergleich zum entstehenden Quecksilberdampf ist dies das kleinere Übel. Sie müssen sich vergegenwärtigen, dass Quecksilber schon bei Zimmertemperatur verdampft und dass beim Herausbohren einer Füllung viel Reibung und damit auch eine beträchtliche Hitze entsteht. Entsprechend hoch konzentriert ist der Quecksilberdampf. Über die Mundschleimhaut wird übrigens auch Quecksilber aufgenommen, welches von dort dann entlang der Riechnerven bis ins Gehirn wandert.

Es ist also eine ganze Reihe von Sicherheitsmaßnahmen notwendig, bevor ein nach biologisch-zahnmedizinischen Richtlinien arbeitender Zahnarzt die erste Amalgam-Füllung aus Ihrem Zahn entfernt. Ein umfassender Erfahrungsschatz ist hierbei genauso wichtig wie eine solide Aus- und Weiterbildung, gerade in Bezug auf die individuell beste Versorgung nach einer Amalgam-Entfernung.

Voruntersuchung und vorbereitende Schritte

»Kein Zahnarzt fängt gleich mit dem Bohren an«, sagt der Volksmund. Doch die Realität in deutschen Zahnarztpraxen sieht leider manchmal anders aus. Dabei ist Bohren nicht gleich Anamnese. Damit ein Zahnarzt eine verlässliche (Differenzial-)Diagnose stellen kann, braucht er zuerst wichtige Informationen von Ihnen als

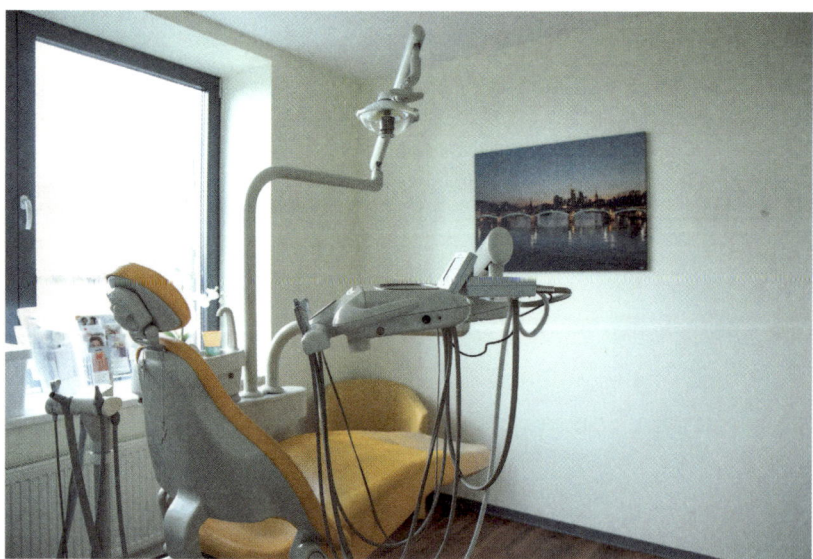

Abbildung 2: Behandlungszimmer in der Zahnarztpraxis

Patientin oder Patient. Zu diesem Zweck gibt es zum Beispiel Anamnesebögen, die Sie bei der Anmeldung ausfüllen sollen. Solche standardisierten Vordrucke fragen zwar einige wichtige Informationen ab, sind jedoch für eine biologisch-zahnmedizinische Diagnose nicht ausreichend. Deshalb fragen biologische Zahnmediziner im Vorfeld der Behandlung weit mehr Informationen ab, als Sie es vermutlich gewohnt sind. Schließlich geht es um Ihre Gesundheit! Sie sollen bereits vor Beginn der Behandlung das sichere Gefühl haben, dass Sie nach Abschluss der Behandlung auf den gesamten Prozess zurückschauen und wissen werden, dass Sie die richtige Entscheidung getroffen haben.

Allgemeine Informationen

Neben allgemeinen Daten wie Ihrer Adresse und Ihrem Geburtsdatum werden Sie auch nach Ihrem Beruf gefragt. »Wozu ist denn mein Beruf wichtig?«, denken Sie sich jetzt vielleicht. Nun, in den vorangegangenen Kapiteln haben Sie erfahren, dass man in manchen Berufsfeldern höheren Quecksilberbelastungen ausgesetzt ist als in anderen. Wer beispielsweise in einer Quecksilbermine oder als Zahnarztassistent arbeitet, hat viel mehr Kontakt zu Quecksilber als zum Beispiel jemand, der an der Supermarktkasse oder in einer Tischlerei tätig ist.

Auch wollen biologische Zahnmediziner nicht nur von Ihren allgemeinen Vorerkrankungen hören, sondern auch, ob bei Ihnen schon einmal Symptome aufgetreten sind, die auf eine hohe Quecksilber- bzw. Schwermetallbelastung hindeuten könnten. Auch Informationen über frühere Therapieversuche hinsichtlich dieser Symptome und mögliche Diagnosen anderer Mediziner sind in diesem Kontext wichtig.

Je genauere Angaben Sie machen und je mehr Informationen Sie uns geben, desto besser kann Ihre Behandlung geplant werden.

Die Befunderhebung

Der nächste, nicht weniger wichtige Schritt ist die Befundaufnahme. Als Patient haben Sie vielleicht den Eindruck, dass Ihr Zahnarzt lediglich prüft, ob irgendwo an Ihren Zähnen eine Karies zu finden ist. Doch hinter einer nachhaltigen Befunderhebung steckt viel mehr!

Grundsätzlich wird zwischen intra- und extraoralen Befunden unterschieden. Dabei bedeutet intraoral, dass Ihre Zähne, Ihr Zahnfleisch und Ihre Mundschleimhaut genauestens untersucht werden.

Untersuchung der Mundschleimhäute und des Zahnfleischs

Das fängt mit den Lippen und Mundwinkeln an. Dann wird geprüft, wie gut Ihre Mundschleimhäute durchblutet sind. Gibt es dort vielleicht entzündliche Veränderungen, Geschwüre oder Verfärbungen? Welche Farbe hat die Zunge? Ist auf der Zunge ein Belag zu sehen? Wie sieht der vordere Rachenraum und wie sehen die Mandeln aus? Gibt es Auffälligkeiten am harten bzw. weichen Gaumen? Wie sehen die Speicheldrüsen aus? Und wie ist die Beschaffenheit des Speichels, eher dünnflüssig oder eher klebrig-zäh?

Dazu kommt die Untersuchung von eventuellen Zahnfleischentzündungen bzw. -erkrankungen. Dies erkennt der Zahnarzt zum einen daran, ob das Zahnfleisch seine übliche hellrosa Farbe zeigt oder ob es womöglich farblich verändert ist. Andererseits wird mit einer speziellen **Parodontalsonde** gemessen, ob sich zwischen den Zähnen und dem Zahnfleisch Taschen gebildet haben. Gleichzeitig kann der Zahnarzt mit dem abgerundeten Ende der Sonde spüren, ob sich ein harter Belag an der Zahnwurzel gebildet hat. Parallel dazu wird geprüft, ob das Zahnfleisch bereits zurückgegangen ist und, wenn ja, ob der Rückgang an jedem Zahn zu beobachten ist oder ob es sich um einen lokal begrenzten Zahnfleischrückgang an einem oder zwei Zähnen handelt. Dieser Befund spielt bei der späteren Differenzialdiagnose, also einer Diagnose, die verschiedenste Befunde zu einem vollwertigen Gesamtbild kombiniert, eine wichtige Rolle.

Schon während der Untersuchung des Zahnfleischs sucht der Zahnarzt auch nach möglichen Zahnbelägen im sichtbaren Bereich. Oftmals sind diese für Sie als Patient gar nicht sichtbar, weil sie im Anfangsstadium ihrer Anlagerung eine unauffällige weißlich-gelbe Farbe aufweisen. Verhärtete Beläge hingegen, allgemein auch **Zahnstein** genannt, sind meist gelbbraun und vergleichsweise leicht erkennbar. Für die weitere Therapie ist es wichtig, zu wissen, wie weit sich diese harten Beläge schon ausgedehnt haben.

Auch die Festigkeit der einzelnen Zähne im Knochen ist ein wichtiger Faktor. Mit anderen Worten: Der Zahnarzt überprüft, ob sich der jeweilige Zahn über das normale Maß bewegen lässt. Falls ja, wird dies anhand eines normierten Klassifikationsschemas genau dokumentiert.

Untersuchung der Zähne

Für die Untersuchung der Zähne selbst gibt es eine spezielle Systematik: Man beginnt oben rechts und prüft oben alle Zähne bis nach oben links, anschließend fährt man mit der Kontrolle von unten links nach unten rechts fort. Wahrscheinlich ist Ihnen auch schon aufgefallen, dass der Zahnarzt während der Untersuchung immer so komische Bemerkungen wie beispielsweise »Eins Acht« fallen lässt. Dies hängt eben genau mit der besagten Systematik zusammen.

* *Rechts oben beginnen die Zähne immer mit der Zahl Eins. »Eins Acht« steht also für den rechten oberen Weisheitszahn und »Eins Drei« für den rechten oberen Eckzahn.*
* *Wenn Sie den Zahnarzt »Zwei Eins« sagen hören, dann ist damit der linke obere mittlere Frontzahn gemeint.*
* *Die Zähne links unten beginnen in ihrer Bezeichnung mit einer Drei.*
* *Sie haben es sich vermutlich schon gedacht: Die unteren rechten Zähne beginnen mit einer Vier. Wenn Sie also künftig »Vier Drei« hören, dann wissen Sie, dass es sich dabei um Ihren unteren rechten Eckzahn handeln muss.*

Im Zuge der Zahnuntersuchung prüft der Zahnarzt nochmals im Detail, ob irgendwelche Verfärbungen an der Zahnhartsubstanz erkennbar sind und, wenn ja, ob es sich lediglich um oberflächliche Ablagerungen oder um Verfärbungen im Zahnschmelz selbst handelt. Bei einer Verfärbung im Schmelz muss zudem überprüft werden, ob sich möglicherweise bereits eine sogenannte **Mikrokavität,** also ein oberflächlicher Substanzdefekt, gebildet hat.

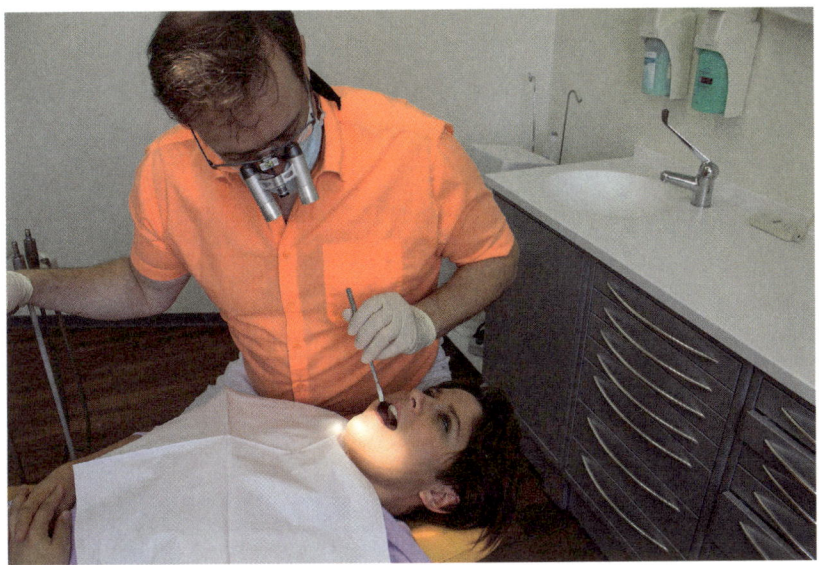

Abbildung 3: Untersuchung der Zähne mithilfe einer Lupenbrille

Bereits behandelte Zähne

Eine ganz besondere Rolle bei der klinischen Untersuchung Ihrer Zähne spielen bereits behandelte Zähne. Wo haben Sie Füllungen und aus welchem Material bestehen diese? Wie groß sind die Füllungen? Dabei wird zwischen verschiedenen Typen von Füllungen unterschieden:

- *auf der Kaufläche (okklusal)*
- *an der Vorderseite des Zahns (vestibulär)*
- *an der Rückseite des Zahns (lingual im Unterkiefer/palatinal im Oberkiefer)*
- *auf der Wangenseite (buccal)*
- *am Zahnfleischrand der Wangenseite (zervikal)*

Zudem wird überprüft, ob die bereits bestehenden Füllungen bzw. Kronen überstehende Ränder aufweisen und ob sich bei den betreffenden Zähnen die Hartsubstanz oder das umgebende Zahnfleisch verfärbt haben. Verfärbungen der Zahnhartsubstanz deuten nicht selten auf eine Wurzelkanalfüllung oder einen abgestorbenen Zahnnerv hin, während Verfärbungen am Zahnfleisch eher auf Einlagerungen von Amalgam oder Metall-Ionen (bei Kronen oder Brücken, die nicht aus einem Edelmetall gefertigt sind) hindeuten. Zusätzlich kann es hilfreich sein, alle oder zumindest ein paar bestimmte Zähne in Bezug auf ihre Vitalität zu testen: Lebt der Zahnnerv noch? Oder ist er bereits abgestorben oder wurde entfernt?

Vielleicht denken Sie jetzt, dass dies schon eine ganze Menge an Informationen ist, die ein Zahnarzt bei der ersten Untersuchung erhebt. Doch dies ist bei Weitem noch nicht alles! Beispielsweise müssen die Zähne noch auf mechanische Defekte hin kontrolliert werden, also darauf, ob irgendwelche Schleifspuren oder Absplitterungen sichtbar sind. Auch mögliche Sprünge im Zahnschmelz müssen diagnostiziert werden.

Extraorale Befunde

Bevor es zur weiteren Diagnostik, nämlich zum Röntgen, geht, stehen noch die extraoralen Befunde an. Hierbei handelt es sich um Befunde, die nicht direkt mit Ihrem Mundraum zu tun haben, wie beispielsweise Ihr Kiefergelenk oder Ihre Kaumuskulatur. Hierfür gibt es ausführliche Untersuchungsmethoden, wenn es bei der ersten Befundaufnahme zu Auffälligkeiten kommen sollte.

Zuerst einmal prüft der Zahnarzt, ob Ihr Kiefergelenk beim Öffnen und Schließen des Mundes Geräusche von sich gibt. Oder haben Sie bisweilen Schmerzen, wenn Sie den Mund öffnen? Und wenn ja, sind die Schmerzen ein- oder beidseitig? Weicht der Unterkiefer beim Öffnen und Schließen des Mundes zu einer Seite ab? Wie weit lässt sich der Mund öffnen? All diesen Fragen geht der Zahnarzt im Detail nach.

Eventuell fragen Sie sich jetzt, warum das Kiefergelenk so detailliert untersucht werden muss. Die Frage ist völlig berechtigt. Dazu müssen Sie wissen, dass das Kiefergelenk und die mit ihm verbundene Muskulatur nicht isoliert von anderen Muskeln im Körper sind, sondern in den Hals- und Nackenbereich »ausstrahlen«. Dort führt eine Fehlstellung des Kiefers nicht selten zu Verspannungen und/oder Schmerzen. Zudem muss die Form bzw. Funktionsweise des Kiefergelenks genau bekannt sein, um neue Füllungen, Kronen oder Brücken so anfertigen zu können, dass sie sich harmonisch in Ihren Mund einfügen.

Röntgendiagnostik

Wenn es jetzt weiter zur Röntgendiagnostik geht, fragen mich Patienten gelegentlich: »Herr Doktor, muss das denn sein? Röntgenstrahlung ist doch eine Belastung für den Körper.« Auch diese Frage ist total berechtigt. Natürlich können Röntgenuntersuchungen Schäden verursachen, aber dafür müssen Sie einer vergleichsweise hohen Strahlendosis ausgesetzt sein. Darum fragen wir im Vorfeld auch immer ab, wann in der Vergangenheit schon Röntgenuntersuchungen vorgenommen wurden. Und selbstverständlich reduzieren wir die Strahlenbelastung auf ein Minimum, indem wir nur solche Röntgenaufnahmen machen, die für den weiteren Behandlungsverlauf absolut notwendig sind.

Grundsätzlich ist die Strahlendosis bei den heute verwendeten Röntgengeräten sehr gering. Im Gegensatz zu früher – bis vor etwa 15 Jahren – werden heute fast keine analogen Röntgenfilme mehr verwendet, sondern hochsensible digitale Sensoren, welche eine direkte Übertragung des Röntgenbildes auf den Computer-monitor ermöglichen. Dadurch sinkt die Strahlenbelastung für jeden einzelnen Patienten, und das bei einer erheblich verbes-serten Diagnostik. Beispielsweise können einzelne Bereiche des Bildes ganz leicht vergrößert oder der Kontrast stufenlos verstellt werden.

Lassen Sie mich an dieser Stelle kurz erklären, welche Arten von Röntgenaufnahmen es gibt und welchen diagnostischen Wert die-se jeweils haben.

Beginnen wir mit der **Bissflügelaufnahme**. Dieses Röntgenbild erfasst die Kronenbereiche der Ober- und Unterkieferzähne sowie einen Teil des Knochenverlaufs. Bissflügelaufnahmen zeichnen sich durch eine sehr hohe Detailgenauigkeit aus. In erster Linie dienen sie dazu, die sogenannte **Approximalkaries** zu finden, das heißt Karies an einander zugeneigten (und damit optisch schwer zu diagnostizierenden) Stellen der Seitenzähne. Zudem kann man auf den Aufnahmen auch harten Zahnbelag erkennen, der sich in den Approximalräumen der Zähne und unter dem Zahnfleisch gebildet hat. Auch überstehende Kronen- und Füllungsränder im Approximalraum, eine beliebte Ursache für Zahnfleischentzündungen, und mögliche Knochenabbauvorgänge lassen sich so verlässlich diagnostizieren. Zu guter Letzt kann der Zahnarzt anhand des im Röntgenbild sichtbaren Zustands der Zahnnerven beurteilen, ob bereits Wurzelbehandlungen durchgeführt wurden.

Eine weitere wichtige Röntgenaufnahme ist der sogenannte **Zahnfilm.** Im Gegensatz zur Bissflügelaufnahme werden hier der Zahn und seine beiden Nachbarn in ihrer gesamten Größe, also von der Krone bis zur Zahnwurzel, dargestellt. Dadurch kann der Zahnarzt noch mehr Informationen über Ihre Zähne und den Zustand des Kieferknochens gewinnen. Beispielsweise lässt sich in dem Bild die Ausdehnung eines eventuellen Knochenabbaus (Parodontose) verlässlich eingrenzen. Ferner lässt sich der Bereich um die Wurzelspitze gut auf chronische Entzündungen oder andere Pathologien untersuchen. Und ganz wichtig: Mithilfe des Zahnfilms kann ein Zahnarzt ganz genau erkennen, ob in der Vergangenheit eine Wurzelkanalbehandlung erfolgt ist und, wenn ja, in welcher Qualität.

Die nächste Art der Röntgenaufnahme ist die **Orthopantomographie** (kurz OPG genannt). Dabei handelt es sich um eine Schichtaufnahme, die den gesamten Kauapparat plus die benachbarten Schädelregionen darstellt. Obwohl die Detailgenauigkeit nicht so hoch wie bei den beiden zuvor genannten Verfahren ist, liefern OPG-Aufnahmen unerlässliche Informationen, vor allem wenn es um die Beurteilung devitaler Zähne, Kiefergelenksbeschwerden oder die Untersuchung von Zysten und Tumoren geht. Sie wird vor allem bei Verdacht auf Kieferhöhlenerkrankungen und vor bzw. nach operativen Eingriffen (zum Beispiel Entfernung von Weisheitszähnen oder Setzen eines Implantats) eingesetzt.

Das vierte Röntgenbild ist die **digitale Volumentomographie.** Diese Methode liefert eine dreidimensionale Darstellung der Mund-, Kiefer- und Gesichtsregion und stellt wertvolle räumliche Informationen bereit, die bei Projektionsaufnahmen wie der Bissflügelaufnahme zwangsläufig verloren gehen. Sie wird unter anderem zur Planung von Implantaten und zur Erkennung von speziellen chronischen Entzündungen im Kieferknochen, die den meisten Ärzten und Zahnärzten nicht einmal bekannt sind, genutzt.

Und damit wären wir fertig mit den Voruntersuchungen. Ist es nicht erstaunlich, was bei Ihrer ersten Untersuchung in der Praxis alles von Bedeutung ist? All dies zusammengenommen ergibt einen klaren Behandlungsplan, der alles berücksichtigt.

Vermutlich möchten auch Sie genau verstehen, zu welcher Behandlung der Zahnarzt Ihnen rät und warum. Darum sollten Sie bei der Voruntersuchung all Ihre Bedenken ansprechen und sich anschließend ausreichend Zeit nehmen, um eine für Sie stimmige Entscheidung zu treffen. Wenn nötig, wird Ihr Zahnarzt sich auch nochmals zu einem individuellen Beratungsgespräch mit Ihnen zusammensetzen.

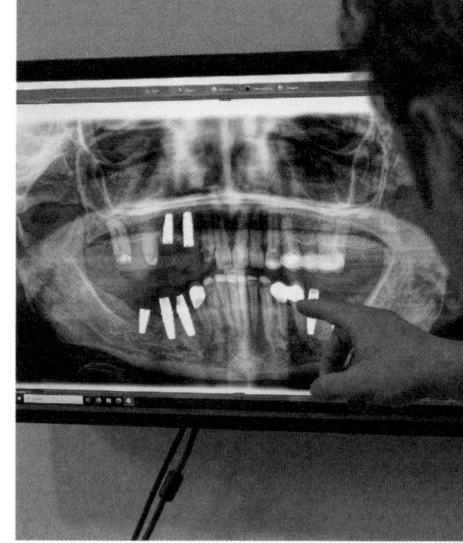

Abbildung 4:
Blick auf das Röntgenbild

Schutzmaßnahmen bei der Amalgam-Entfernung

Lassen Sie uns annehmen, dass Sie sich nach reiflicher Überlegung dafür entschieden haben, Ihre Amalgam-Füllungen entfernen zu lassen. Dann steht natürlich die Frage im Raum, wie Sie das Amalgam sicher aus Ihrem Mundraum bekommen, schließlich kann das im Amalgam enthaltene Quecksilber zu schweren gesundheitlichen Beeinträchtigungen führen.

Das oberste Prinzip bei der Entfernung von Amalgam-Füllungen lautet: Quecksilberdämpfe vermeiden! Um diesem Prinzip bestmöglich Folge zu leisten, haben Zahnmediziner im Laufe der Jahrzehnte verschiedene bewährte Techniken und spezielle Materialien entwickelt.

Gut geschützt durch den Kofferdam

Der sogenannte **Kofferdam** ist ein spezieller Spanngummi, der seit etwa 1870 von Zahnärzten eingesetzt wird (Winkler, 1991), um die zu behandelnden Zähne trocken zu halten und zu verhindern, dass der Patient während der Behandlung versehentlich einen Fremdkörper verschluckt. Damit der Spanngummi präzise sitzt, werden Löcher in das Material gestanzt. Anschließend wird der Kofferdam vorsichtig über die zu behandelnden Zähne gezogen. Für den Halt des Spanngummis sorgen spezielle Klammern, die genau auf die anatomische Form Ihrer Zähne abgestimmt werden müssen. In unserer Praxis verwenden wir außerdem noch einen besonderen Rahmen, mit dessen Hilfe wir den Kofferdam besonders präzise festspannen können. Auf diese Weise lassen sich das Kühlwasser und die herausgebohrten Amalgamteilchen ganz leicht absaugen, bevor sie in den Rachen oder in die Luft gelangen können.

Ganz nebenbei verhindert der Kofferdam auch sogenannte **Amalgam-Tätowierungen.** Das sind unschöne Verfärbungen des Zahnfleischs, die dadurch entstehen, dass kleinste Teilchen herausgebohrten Amalgams in das Zahnfleisch katapultiert werden und dort im Laufe der Jahre dunkle Flecken verursachen.

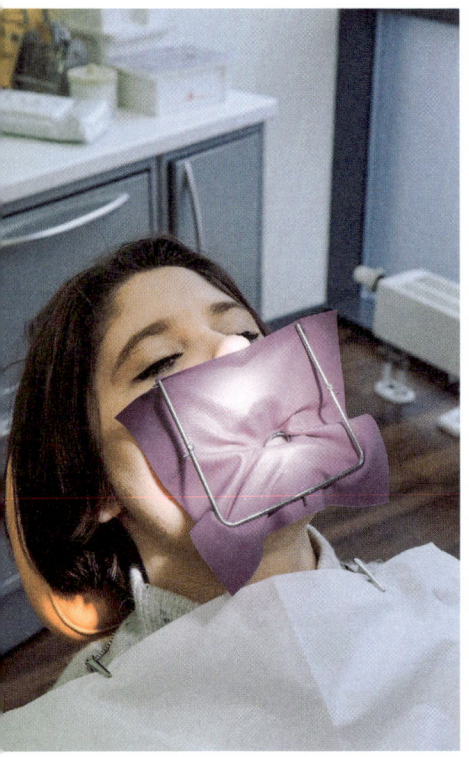

Abbildung 5: Patientin mit Kofferdam

Was jedoch auch viele Zahnärzte nicht wissen: Quecksilberdampf geht durch den Kofferdam hindurch! Somit schützt der Kofferdam den Patienten zwar davor, Amalgamteilchen zu verschlucken, aber nicht davor, den wesentlich gefährlicheren Quecksilberdampf einzuatmen. Deshalb geben wir unseren Patienten vor dem Anlegen des Kofferdams immer eine schwefelhaltige Mundspülung. Diese Lösung benetzt die gesamte Mundschleimhaut und weil der darin ent-

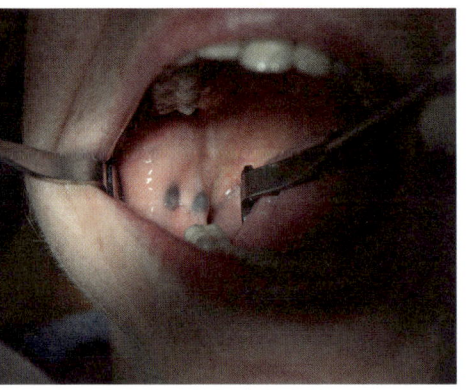

Abbildung 6: Amalgam-Tätowierung

haltene Schwefel Quecksilberatome bindet, kann das Schwermetall nicht mehr in die Mundschleimhaut eindringen.

Schutz vor dem Quecksilberdampf

Erinnern Sie sich noch daran, dass die schnelldrehenden Zahnbohrer ständig gekühlt werden müssen? (siehe Kapitel »Amalgam sicher entfernen«). Sonst würde der behandelte Zahn zu heiß werden und der Zahnnerv käme zu Schaden. Durch die (Wasser-)Kühlung des Zahns bzw. des Bohrers entsteht eine für das menschliche Auge fast unsichtbare **Aerosolwolke**, die sich anschließend im gesamten Behandlungszimmer ausbreitet. In dieser Wolke sammeln sich auch die beim Entfernen einer Amalgam-Füllung freigesetzten Quecksilberteilchen, weil das Quecksilber durch die Reibung beim Herausbohren besonders rasch verdampft. Wenn Sie dieses Gasgemisch direkt einatmen würden, wäre Ihre Lunge binnen kurzer Zeit stark mit Quecksilber kontaminiert.

Um unsere Patienten und auch uns selbst bestmöglich vor den entstehenden Quecksilberdämpfen zu schützen, installieren wir direkt über dem Mund des Patienten einen flexiblen Absaugschlauch mit einem Durchmesser von etwa 20 Zentimetern. Der Schlauch ist mit einer starken Absaugpumpe gekoppelt, die dafür sorgt, dass der bei der Behandlung frei werdende Quecksilberdampf (neben anderen schädlichen Partikeln) nicht in die Atemwege aller Beteiligten gelangt. Selbstverständlich leiten wir den aufgefangenen Quecksilberdampf nicht einfach nach draußen, sondern fangen ihn über spezielle Filter auf und entsorgen ihn umweltgerecht als Sondermüll.

Und um absolut auf Nummer sicher zu gehen, lüften wir auch den Behandlungsraum in regelmäßigen Abständen gründlich.

Die direkte Arbeit am Zahn

Hitze führt besonders schnell dazu, dass Quecksilberdampf aus Amalgam-Füllungen freigesetzt wird. Um die beim Entfernen der Füllungen entstehende Wärme auf ein Minimum zu reduzieren, verwenden wir in der Praxis neben der ohnehin obligatorischen Kühlung des Bohrers und des Zahns nicht die üblichen hochtourigen Turbinen, sondern sogenannte **Schnellläufer.** Dabei handelt es sich um Zahnarztbohrer mit mittlerer Geschwindigkeit, die weniger Reibungshitze und damit auch eine deutlich kleinere Aerosolwolke produzieren. Zusätzlich setzen wir bei der Entfernung der Amalgam-Füllungen spezielle Einmal-Hartmetallfräsen ein, wodurch die Wärmeentwicklung nochmals reduziert wird. Die Fräsen werden nur für je eine Sitzung verwendet und danach fachgerecht entsorgt.

Grundsätzlich versuchen wir, möglichst wenig am Zahn zu schleifen. Vielmehr teilen wir die im Zahn vorhandene Amalgam-Füllung in wenige Teile auf und hebeln diese dann sanft aus dem Zahn heraus. Während des gesamten Prozesses kühlen wir den Zahn mehr als üblich mit Wasser, um der Entstehung von Quecksilberdampf zusätzlich entgegenzuwirken. Dieses Kühlwasser wird direkt am Zahn mit einem leistungsstarken Sauger abgesaugt, sodass das herausgebohrte Amalgam und der entstehende Quecksilberdampf sicher beseitigt werden. Zudem erhalten Sie fortwährend

Sauerstoff über eine spezielle Nasenmaske. So verringert sich die Wahrscheinlichkeit, dass Sie Quecksilberdampf einatmen könnten, nochmals erheblich.

Die Zahnmedizin ist eine sehr präzise und gewissenhafte Arbeit, bei der es auf jedes Detail ankommt. Da ist es durchaus sinnvoll, auch bewährte Techniken aus anderen Wissenschaftszweigen zu übernehmen, die Sie vielleicht nicht auf Anhieb in einer Zahnarztpraxis erwarten würden. Oder hätten Sie gedacht, dass wir uns bei Ihrer Amalgam-Sanierung ein Verfahren aus dem Erzbergbau zunutze machen? Aber dies ist in der Tat der Fall! Um nämlich das Gold aus dem fein gemahlenen Erz herauszulösen, wird Quecksilber verwendet, weil die beiden Metalle leicht miteinander reagieren. Genau dieses Erfahrungswissen der Bergleute machen wir uns zunutze, indem wir während einer Amalgam-Behandlung goldbeschichtete Gesichtsmasken tragen. Natürlich können auch Sie solch eine Maske für Ihre Nase erhalten, wenn die oben beschriebene Nasenmaske, beispielsweise aus anatomischen Gründen, nicht für Sie infrage kommt. So schaffen wir eine weitere Sicherheitsstufe für Sie und alle behandelnden Personen.

Alles Amalgam entfernt?

Vielleicht fragen Sie sich jetzt: »Sicherheit beim Herausbohren der Amalgam-Füllungen schön und gut, aber wie stellt der Zahnarzt sicher, dass das Amalgam vollständig entfernt wurde?« Gut, dass Sie diese Frage stellen! Wir entfernen in den allermeisten Fällen nicht nur das Amalgam, sondern auch die darunter liegende Zement-Unterfüllung sorgfältig. Zudem verwenden wir während der

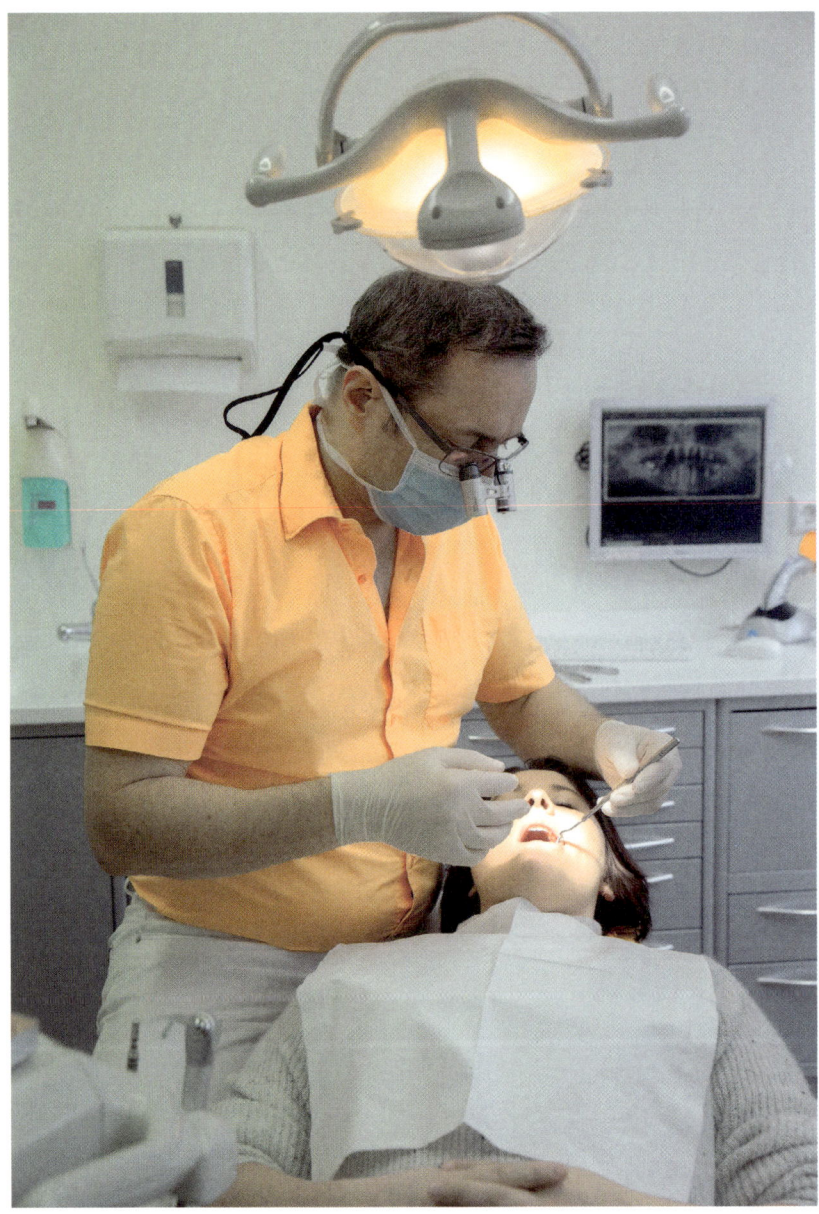

Abbildung 7: Arbeit mit der Lupenbrille, um auch die kleinsten Teilchen zu erkennen

Behandlung eine sogenannte **Lupenbrille**, um auch kleinste Amalgamteile im Zahn sehen und sorgfältig entfernen zu können. Und weil vier Augen immer mehr sehen als zwei, prüft eine Assistentin oder ein Assistent, ob alles Amalgam entfernt wurde (**Sicherheits-Vier-Augen-Prinzip**).

Auch unsere Patienten tragen während der Amalgam-Entfernung übrigens eine Brille, und zwar eine bestmöglich abdichtende Schutzbrille. So verhindern wir, dass eventuell aus dem Mund herausgeschleuderte Amalgamteilchen in die Augen gelangen.

Immer wieder werde ich gefragt, ob es denn nicht am sinnvollsten wäre, die Zähne nach dem Herausbohren der alten Amalgam-Füllungen offen zu lassen, damit das Quecksilber sozusagen komplett herausdampfen kann. Dazu sage ich in aller Deutlichkeit: Auf keinen Fall darf man die Zähne nach dem Herausbohren der alten Füllungen offen lassen, selbst wenn das Quecksilber mit an Sicherheit grenzender Wahrscheinlichkeit auch in die Zahnhartsubstanz eingedrungen ist! Denn wenn die Zähne offen bleiben, wird der Zahnnerv geschädigt. Das kann sogar so weit gehen, dass der Zahnnerv komplett abstirbt – mit gravierenden Folgen für Ihren Kiefer und Ihren Gesamtorganismus. Außerdem würden sich ständig Speisereste in den offenen Zähnen einklemmen, was zu schmerzhaften Zahnfleischentzündungen führen könnte. Und zu guter Letzt beginnen Zähne, die keine seitliche Abstützung bzw. keinen Bisskontakt mit den Gegenzähnen mehr haben, zu »wandern«, was sich wiederum negativ auf die Kiefergelenke und die Kaumuskulatur auswirkt.

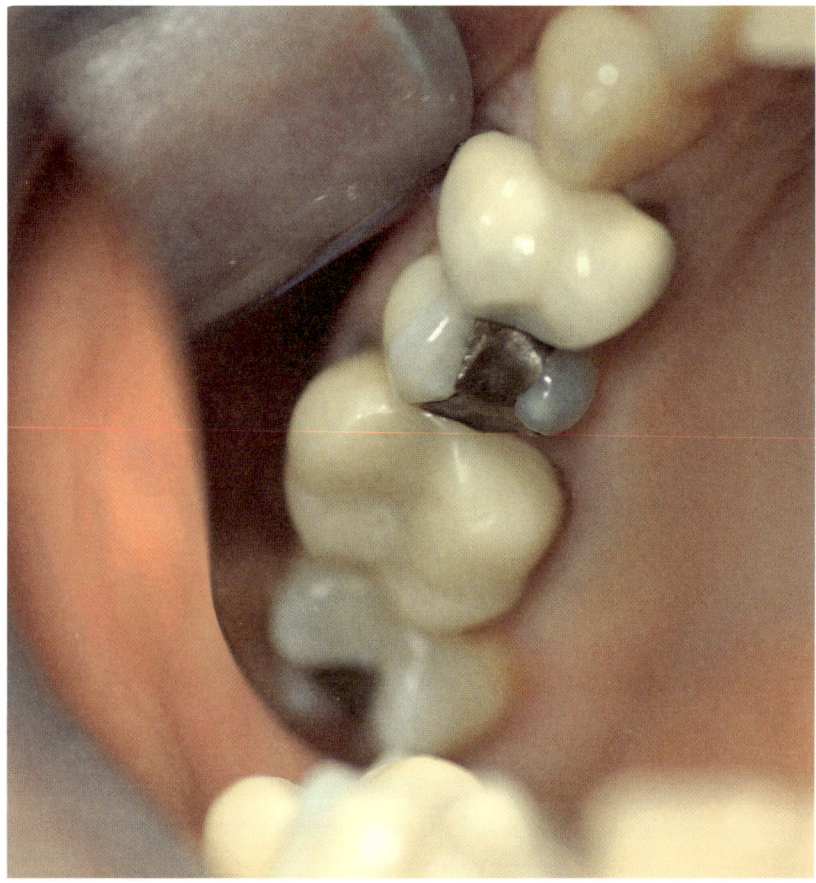

Abbildung 8: Zähne vor der Amalgam-Sanierung

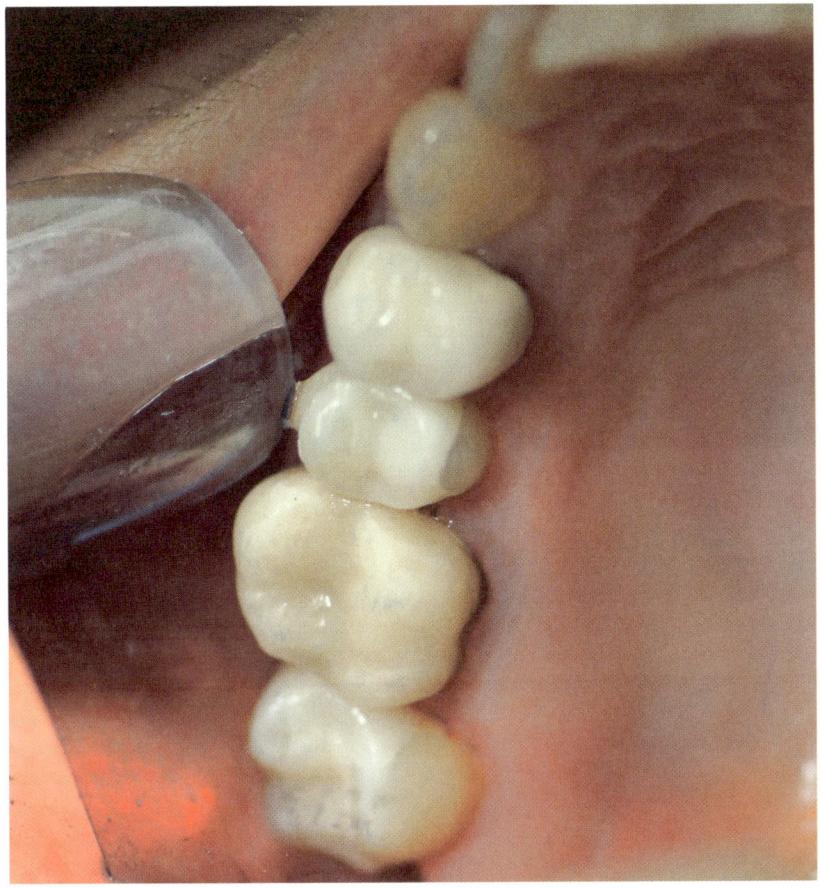

Abbildung 9: Zähne nach der Amalgam-Sanierung

Geklärt wurde an dieser Stelle, dass offene Zähne keine Alternative darstellen. Aber was dann? Nun, um das in die Zahnhartsubstanz eingedrungene bzw. dort eingelagerte Quecksilber zu entfernen, füllen wir in den durch das Herausbohren der Amalgam-Füllung entstandenen Hohlraum ein spezielles Algenpulver, welches Quecksilber bindet. Nach einer gewissen Einwirkzeit wird das Pulver dann abgesaugt und der Zahn verschlossen.

Grundsätzlich empfehle ich, dass die behandelten Zähne noch in derselben Sitzung dauerhaft versorgt werden. Früher machte man temporäre Füllungen mit Zement, doch dies ist heute auch während der Entgiftung bzw. Ausleitung nicht mehr nötig. Aus welchen Materialien Sie dabei auswählen können und wie es Ihrem Zahnarzt gelingt, in dieser einen Sitzung eine passgenaue und ästhetisch ansprechende Füllung bzw. Krone anzufertigen, erfahren Sie gleich. Doch lassen Sie uns zuvor noch gemeinsam herausfinden, was es mit der Quecksilberausleitung auf sich hat.

Quecksilber aus dem menschlichen Körper ausleiten

Aus biologisch-zahnmedizinischer Sicht ist Ihre Entscheidung, alle Amalgam-Füllungen aus Ihrem Mund entfernen zu lassen, sehr sinnvoll. Doch viele Zahnärzte, Ärzte und Wissenschaftler sind der Meinung, dass dies nur **der erste Schritt** auf dem Weg zur Entgiftung Ihres Körpers von Schwermetallen und von Quecksilber im Speziellen ist.

Doch jeder Weg beginnt mit dem ersten Schritt, und dieser Schritt will wohlüberlegt und sorgsam gemacht sein. Ein weiterer wichtiger Aspekt bei der Entfernung von Amalgam-Füllungen ist die anschließende Quecksilberausleitung. Schließlich hat sich im Laufe der Zeit ein Teil des Quecksilbers im gesamten Körper angelagert. Diese Lagerstätten bleiben natürlich auch dann noch bestehen, nachdem der Zahnarzt Ihre Amalgam-Füllungen aus dem Mund entfernt hat. In diesem Unterkapitel stelle ich Ihnen einige Grundprinzipien der Quecksilberausleitung aus dem menschlichen Körper vor. Die genauen Details wie beispielsweise die Dosierung und die Dauer der Ausleitung sollten Sie allerdings mit dem Arzt oder Heilpraktiker, bei dem Sie die Ausleitung vornehmen lassen, besprechen.

Welche Substanzen können eingelagertes Quecksilber binden?

Bei chronischen Quecksilbervergiftungen kann man grundsätzlich davon ausgehen, dass das Schwermetall nicht nur in Ihrem Blut nachweisbar ist, sondern dass es sich auch tief im körpereigenen Gewebe eingelagert hat. Diese Einlagerungen im körpereigenen Bindegewebe lassen sich nicht im Blut nachweisen, sodass eine labortechnische Blutuntersuchung nur einen vergleichsweise geringen Teil der Quecksilberkonzentration ans Licht bringt. Auch sind die Ablagerungen über die bereits erwähnten Sulfhydrylgruppen chemisch sehr stabil mit Ihren Körpereiweißen verbunden, sodass ein Herauslösen nicht ohne Weiteres möglich ist.

Um die mit den körpereigenen Proteinen verbundenen Queck-silbereinlagerungen zu mobilisieren, werden sogenannte **Chelate** (zum Beispiel EDTA, DMSA oder DMPS) eingesetzt. Diese chemi-schen Substanzen besitzen zwei spezielle Schwefelgruppen, die Schwermetalle förmlich anziehen. Auf diese Weise lassen sich die Schwermetalle aus dem Körpergewebe ablösen und werden dann gemeinsam mit der Chelat-Substanz über den Urin ausge-schieden.

Falls Sie sich fragen, wie sicher die Ausleitung mit Chelaten ist, kann ich Ihnen berichten, dass diese Stoffe bereits seit den 1940er-Jahren sehr erfolgreich in der evidenzbasierten Medizin eingesetzt werden, um chronische Schwermetallvergiftungen zu therapieren.

Eine weitere Möglichkeit, Quecksilber aus dem Körper auszuleiten, besteht in der Anwendung von einfacheren Schwefelverbindungen wie zum Beispiel Glutathion oder Alpha-Liponsäure. Letztere ist sowohl wasser- als auch fettlöslich und wird über die Galle ausgeschieden. Um eine Rückvergiftung, das heißt Wiederaufnahme der Stoffe über den Darm, zu vermeiden, werden parallel zu diesen Substanzen sogenannte **Adsorbentien** wie beispielsweise Zeolithe oder Chlorella-Algen eingesetzt, die ungebundene Schwermetalle wie ein Schwamm aufsaugen und den natürlichen Ausscheidungswegen zuführen.

Parallel zur Ausleitung sollte immer auch die Quecksilberkonzentration im Blut und Urin kontrolliert werden. Zudem gibt der sogenannte **bioenergetische Gesundheitsindex** später wichtige Auskünfte über den Erfolg einer Quecksilberausleitung. Über diesen Index lassen sich die Energieströme der Mitochondrien in den Zellen bestimmen. Mitochondrien sind die »Kraftwerke« in unseren Zellen. Durch Schwermetalle wie Quecksilber können sie in ihrer Funktion beeinträchtigt werden. Über den aktuellen Wert des bioenergetischen Gesundheitsindex kann ein Arzt ein ganz individuelles Behandlungsschema erstellen und nach der Behandlung überprüfen, inwiefern die Mitochondrien wieder ungehemmt ihrer Arbeit nachgehen können.

Ausleitungsprotokolle

Wie bereits erwähnt, ist die Quecksilberausleitung eine sehr komplexe Sache, welche in die Hand erfahrener Kliniker gehört. Um bestmöglich für die Sicherheit der Patienten zu sorgen, wurden verschiedene Ausleitungsprotokolle konzipiert, in denen der behandelnde Arzt beispielsweise die Konzentration der verwendeten Therapiemittel und die notwendigen Therapiezeiten bzw. -intervalle sorgsam festhält.

Das am weitesten verbreitete Ausscheidungsprotokoll ist die **klassische Chelat-Therapie.** Diese Therapieform, die auf den eben beschriebenen Chelaten wie DMPS oder EDTA beruht, wird seit 1983 in Deutschland angewandt. Ihr Name leitet sich vom griechischen Wort »Chele« ab, was sich als »Krebsschere« übersetzen lässt. Der Name ist Programm, denn die Chelate umfassen die Schwermetalle wie ein Krebs. Indem sie die Elektrolyt- und Metall-Ionen förmlich umschlingen, vermeiden sie mögliche Ablagerungen im körpereigenen Gewebe und können die Metallatome über die Nieren aus dem Körper ausscheiden.

Das Chelat-Protokoll sieht vor, dass der behandelnde Arzt vor der Behandlung die aktuelle Schwermetallbelastung des Patienten feststellt. Hierfür untersucht er den Urin, den Stuhl und das Blut. Durch einen sogenannten Provokationstest mit einem oder einer Kombination von mehreren Chelatoren lässt sich – nur bei vorhandener ausreichender Nierenfunktion – der Schwermetallgehalt, das heißt das Quecksilber im Körper außerhalb der Zelle, bestimmen. Ist die Belastung im toxischen Bereich, legt der Arzt die Art, Dosierung und Anwendungsdauer der Chelate fest. Meist handelt es sich dabei um etwa 25 Infusionen, wobei jede Infusion etwa 3 bis 4 Stunden dauert. So viel Zeit ist nötig, damit die Niere des Patienten nicht überfordert wird. Nach Abschluss der Ausleitungsprozedur empfiehlt das Protokoll noch eine »Erhaltungstherapie« mit einer Infusion pro Monat.

Eine beliebte Modifikation der Chelat-Therapie ist das **Ausleitungsprotokoll nach Dr. Cutler.** Der 2017 verstorbene Andrew Hall Cutler war ein US-amerikanischer Chemiker und Anwalt, der selbst an einer chronischen Quecksilbervergiftung erkrankt war und daraufhin die nach ihm benannte Quecksilberausleitungsmethode entwickelte. Seine Methode arbeitet mit Alpha-Liponsäure und DMSA bzw. DMPS. Das Cutler-Protokoll sieht vor, dass der Körper nach Entfernung aller Amalgam-Füllungen etwa drei bis vier Monate mit DMSA bzw. DMPS behandelt wird. Nach dieser »Eingewöhnungszeit« ist ausreichend Quecksilber aus dem menschlichen Körper geleitet, um die nächste Stufe zu zünden: Alpha-Liponsäure. Im Gegensatz zu DMSA bzw. DMPS kann diese Substanz die Blut-Hirn-Schranke überwinden und so das in den Gehirnnervenzellen abgelagerte Quecksilber mobilisieren. Durch das schrittweise Verfahren wollte Dr. Cutler vermeiden, dass das in den Körperzellen mobilisierte Quecksilber ins Gehirn wandert und dort die neurologischen Symptome verstärkt.

Entsprechend den Halbwertszeiten der unterschiedlichen Substanzen sollte ein Therapiedurchgang nach Dr. Cutler mindestens 64 Stunden dauern, wobei alle 3 Stunden Alpha-Liponsäure zugeführt wird, um die Konzentration im Blut konstant hochzuhalten. Anschließend muss eine Pause von 4 Tagen eingelegt werden. Je nach der im Körper gespeicherten Quecksilbermenge wird diese

Behandlung über einen Zeitraum von 6 bis 36 Monaten mehrmals wiederholt.

Das dritte Ausleitungsprotokoll, das ich Ihnen vorstellen möchte, ist das **Klinghardt-Protokoll.** Entwickelt wurde dieses naturheilkundliche Verfahren vom deutschen Arzt Dr. Klinghardt, der sich seit Jahrzehnten mit der Ausleitung von Schwermetallen beschäftigt. Sein Ausleitungsprotokoll beginnt mit der Einnahme von Chlorella-Algen, die das Quecksilber nicht nur im Körper mobilisieren, sondern auch im Darm aufnehmen, von wo aus es dann auf natürlichem Wege ausgeschieden werden kann. Befinden sich ausreichend schwermetallbindende Substanzen im Körper, setzt das Klinghardt-Protokoll Bärlauch ein, um weitere Schwermetalle zu mobilisieren. (Bärlauch enthält viele schwefelhaltige Verbindungen, an welche sich die Quecksilbermoleküle anlagern können.) Um schließlich auch die Einlagerungen im Gehirn zu mobilisieren, wird etwa drei bis vier Wochen nach Beginn der Ausleitung mit Bärlauch bzw. Chlorella-Algen Koriander eingesetzt – eine Heilpflanze, welche die Blut-Hirn-Schranke überwinden kann. Dabei wird die Einnahme der beiden anderen Substanzen unvermindert fortgesetzt.

3. Alternativen zu Amalgam

Nun kommen wir endlich zu der Frage, die Sie vermutlich am brennendsten interessiert: Wenn Amalgam als Füllmaterial nicht empfehlenswert ist, was dann? In diesem Kapitel lernen Sie drei verschiedene Alternativen zu Amalgam sowie deren Vor- und Nachteile kennen.

Composite- bzw. Kunststoff-Füllungen

Viele Patienten, aber auch viele Zahnärzte denken, dass es ausreiche, die alten Amalgam-Füllungen zu entfernen und dann durch Composite- oder Kunststoff-Füllungen zu ersetzen. Schließlich sind die Füllungen vergleichsweise günstig und ästhetisch ansprechend, und ihre Farbe kann sogar auf den jeweiligen Zahn angepasst werden. Doch das ist eine suboptimale Lösung. Denn wenn Sie sich vergegenwärtigen, welche Kräfte tagtäglich beim Essen auf Ihre Zähne einwirken, dann ist klar, dass eine Zahnfüllung über viele Jahre hinweg verlässlich ziemlich extremen Bedingungen standhalten muss – und da eignet sich Kunststoff aufgrund seiner Materialstruktur nur sehr bedingt, vor allem im stark beanspruchten Seitenzahngebiet, wo die Nahrung zerkleinert wird. Zudem zeigen mehr als 30 % der Patienten eine vorübergehende oder gar dauerhafte Kälte- oder Hitzeempfindlichkeit an ihren mit Kunststoff-Füllungen versorgten Zähnen. Auch weisen zahlreiche Fallberichte darauf hin, dass dentale Kunststoffe Allergien auslösen können, sowohl lokal am Zahnfleisch als auch systemisch, das heißt den gesamten Organismus betreffend. Ganz zu schweigen von der Tatsache, dass sich Composite-Füllungen durch Lebensmittel wie zum Beispiel Rotwein oder durch den Konsum von Tabak dauerhaft verfärben. Dies führt dazu, dass die Füllungen im Lauf der Zeit immer unästhetischer aussehen.

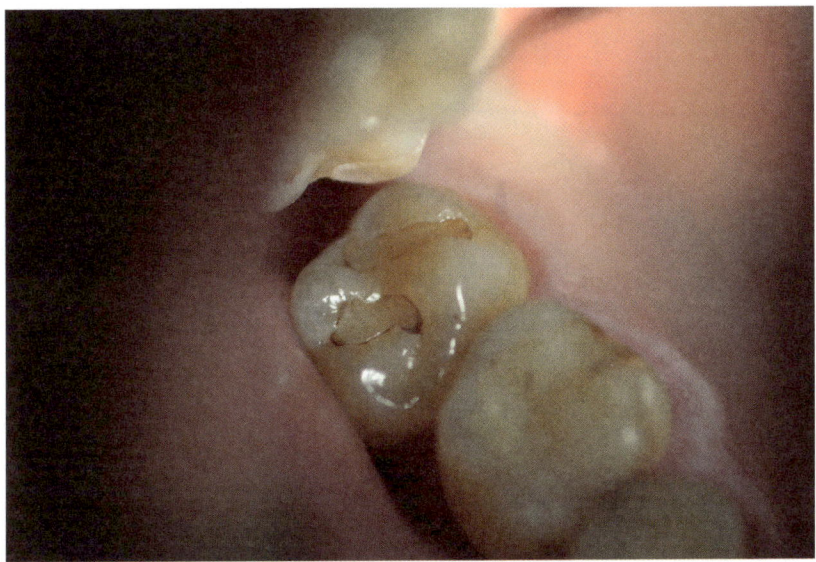

Abbildung 10: Verfärbte Composite-Füllung

Als wären das nicht schon genügend Nachteile, kommt noch erschwerend hinzu, dass Kunststoff-Füllungen aufgrund der vergleichsweise porösen Materialstruktur mit der Zeit von Bakterien und kleinsten Plaque-Partikeln infiltriert werden. In der Folge kann sich unter der Füllung leicht eine neue Karies bilden.

Auch beim Legen der Füllungen bringt das Material technische Unzulänglichkeiten mit sich. Da der Kunststoff in Form einer weichen Paste schichtweise in das gebohrte Loch eingebracht und dann mit einer UV-Lampe ausgehärtet wird, kann es gerade im Zahnzwischenraumbereich vorkommen, dass die Füllung das Loch mikroskopisch ungleichmäßig ausfüllt. Denn unter UV-Bestrahlung schrumpft das Material, sodass die dünnen Kunststoffschichten möglicherweise nicht mehr übergangsfrei an der Zahnhartsubstanz anliegen. Schon wenige Mikrometer reichen aus, damit sich kleine, selbst für erfahrene Zahnärzte nicht mit bloßem Auge erkennbare Spalten bilden, in denen sich wiederum Bakterien und Plaque ansiedeln können.

Kurz und knapp: Die unsachgemäße Platzierung, Aushärtung oder Formgebung von Kunststoff-Füllungen kann schwerwiegende Folgen für Ihre Zähne haben.

Gold-Inlays und Goldklopffüllungen

Nachdem also keine Composite- bzw. Kunststoff-Füllungen für Ihre frisch von Amalgam befreiten Zähne infrage kommen, stellt sich die Frage: Was dann? Vielleicht eine Gold-Füllung? Das klingt erst mal plausibel, schließlich ist Gold ein sehr langlebiges Edelmetall. Doch lassen Sie mich erklären, warum es als Füllmaterial keine wirkliche Alternative darstellt.

In Reinform kann Gold nicht für Einlagefüllungen verwendet werden, weil es dafür viel zu weich ist. Unter Kaubelastungen würden sich die Füllungen im Seitenzahngebiet sofort verformen. Deshalb gibt es Gold für zahnmedizinische Anwendungen nur als Legierung, die neben Gold auch Silber, Palladium, Kupfer und Zink enthält. Und nach allem, was Sie in den vorangegangenen Kapiteln gelesen haben, sollte klar sein, dass auch Goldlegierungen als Füllmaterial denkbar ungeeignet sind.

Trotzdem war Gold lange Zeit die einzige Alternative zu Amalgam. Im 19. Jahrhundert fertigte man sogenannte **Goldklopffüllungen** an. Dazu musste das Loch, das der Zahnarzt in den Zahn bohrte, ganz unten eine leichte Auswölbung aufweisen, damit die Füllung stabil verankert werden konnte. Anschließend wurden mit einem speziellen Hämmerchen hauchdünne Lagen von Goldfolie in die Kavität eingeklopft.

Mit dem Aufkommen der ersten Abformmaterialien ließen sich auch Gold- bzw. **Goldlegierungs-Inlays** unterschiedlichster Größe herstellen. Inlays sind indirekte Füllungen; sie werden auch als Einlagefüllungen bezeichnet. Sie müssen auf eine ganz besondere Weise eingesetzt werden, bei der die Wände der Kavität parallel zueinander stehen bzw. ganz leicht divergieren. Dazu musste man früher erst einen Gebissabdruck nehmen und diesen ins Dentallabor schicken, wo ein Gipsmodell des Mundraums erzeugt wurde, anhand dessen dann in mehreren Arbeitsschritten das Gold-Inlay gefertigt werden konnte. Heute gibt es wesentlich zeitsparendere, direktere Methoden. Eine Versorgung in einer einzigen Sitzung mit einem Gold-Inlay ist jedoch nicht möglich..

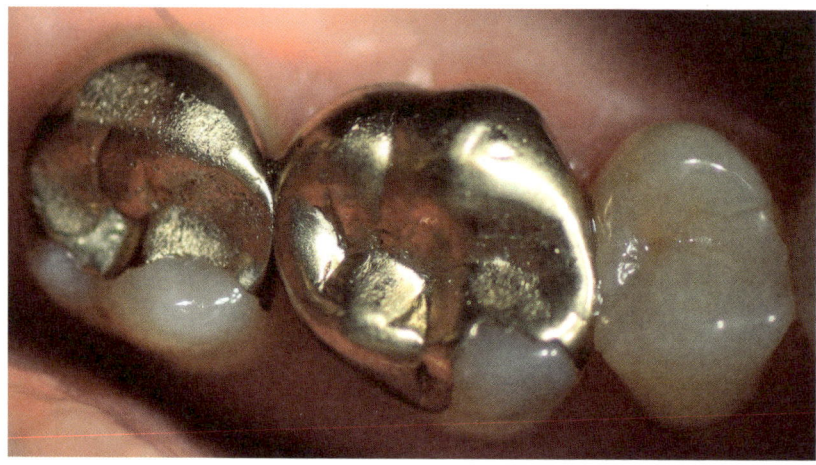

Abbildung 11: Zähne mit Gold-Inlays

In der Folge zeige ich Ihnen exemplarisch, woraus moderne Gold-Füllungen zusammengesetzt sind:

* *Goldlegierungen für Inlays, Kronen und Brücken der Firma Wegold enthalten zwischen 5 % und 22 % Silber, zwischen 8,5 % und 13 % Kupfer und zwischen 1,1 % und 3,0 % Zink (Wegold Edelmetalle GmbH, 2023).*
* *Bei Degudent® sind in den Legierungen zwischen 0,3 % und 8,8 % Kupfer, zwischen 2,0 % und 14,8 % Palladium und zwischen 1,2 % und 2,0 % Zink enthalten (Degudent, 2010).*
* *Je nach Anbieter und Art der Legierung können noch Zinn, Indium und Gallium in unterschiedlichen Prozentsätzen enthalten sein.*

Lassen Sie mich an dieser Stelle noch einen weiteren Nachteil von Goldlegierungen erwähnen: Diese behindern eine mögliche Quecksilberausleitung aus Ihrem Körper. Sie dürfen nicht vergessen, dass Ihr Körper heutzutage nicht nur durch Zahnmetalle, sondern auch durch andere Metalle wie Aluminium, Cadmium, Palladium oder Blei in zunehmendem Maße belastet wird. Irgendwann ist eine kritische Schwelle erreicht und Ihr Immunsystem kann die Wirkung der Metalle nicht mehr kompensieren – mit den bereits beschriebenen Allergien und Autoimmunreaktionen als Folge. Entsprechend sollten Sie all jene Substanzen in Ihrem Mundraum vermeiden, die als letzter Tropfen das Metallfass zum Überlaufen bringen könnten.

Keramikfüllungen als sichere Alternative

Bis hierhin haben wir also ausführlich erläutert, warum weder Kunststoff noch Gold als Füllmaterialien für Ihre Zähne geeignet erscheinen. Was bleibt dann noch übrig? Gibt es wirklich keine einfache Alternative zu Amalgam, bei der Sie weder bei Ihrer Gesundheit noch der Langlebigkeit der Füllung oder der Ästhetik Ihrer Zähne irgendwelche Abstriche machen müssen? Sie können an dieser Stelle beruhigt wissen, dass es diese Alternative gibt! Und sie heißt: Keramik.

Aus meiner langjährigen Praxis als Zahnarzt, und nicht zuletzt auch dank des Feedbacks von zahlreichen zufriedenen Patienten, die nach der Amalgamausleitung ihre Lebensfreude wiedererlangt haben, kann ich voller Überzeugung sagen, dass Keramik für mich die einzig sichere Alternative für alle Restaurationen im Mundraum ist. Vermutlich verlangen Sie an dieser Stelle einige plausible Argumente für solch eine kühn anmutende Aussage. Diese will ich Ihnen natürlich nicht vorenthalten.

Im Unterschied zu Metallen ist Keramik vollständig inert, das heißt, sie wechselwirkt in keiner Weise mit dem Organismus. Zudem hat Keramik eine stabile Kristallgitterstruktur, aus der sich keine Bestandteile lösen und in den Körper gelangen können. Allergien oder Autoimmunreaktionen sind also ausgeschlossen. Überdies zeigt Keramik keinerlei elektromagnetische Wirkung. Aufgrund der extrem glatten Oberfläche von Keramik lagern sich nahezu keine Beläge auf den Füllungen an. In der Folge gibt es auch weniger Zahnfleischentzündungen. Apropos Zahnfleisch: Keramik kann sogar mit dem Zahnfleisch verwachsen, was besonders bei Implantaten ein immenser Vorteil ist.

Des Weiteren ist noch die unübertroffene Ästhetik von Keramik zu nennen. Mit diesem Material lassen sich Füllungen, Kronen und Brücken gestalten, die absolut natürlich aussehen. Und weil sich Keramik, anders als zum Beispiel Kunststoffe, nicht im Laufe der Jahre verfärbt oder sich Beläge darauf bilden, bleibt ihre ursprüngliche helle Farbe auf Dauer bestehen.

Natürlich musste auch die Keramiktechnologie eine gewisse Lernkurve durchlaufen. Vielleicht haben Sie schon mal Geschichten von Menschen gehört, die sich in den 1970er-Jahren sogenannte **Jacketkronen** einsetzen ließen, welche dann nach wenigen Jahren splitterten. Doch die mittlerweile herstellbaren Vollkeramikkronen erfüllen wirklich fast alle Wünsche, die man an ein Zahnfüllungsmaterial stellen kann. Damit Sie die überragenden Eigenschaften von Keramik wirklich zu schätzen lernen, will ich Ihnen in der Folge einen kurzen Einblick in die Geschichte der Keramikkronen geben.

Bereits im 19. Jahrhundert wurden erste Versuche unternommen, verloren gegangene Zähne oder Kronen aus Materialien anzufertigen, deren Farbe den Farbnuancen von echten Zähnen gleichkommt. Allerdings dauerte es bis in die späten 1950er-Jahre, bis die ersten Keramiken Einzug in die Zahnmedizin hielten. Damals mussten die Keramiken noch auf metallische Grundgerüste aufgetragen werden. Das stellte zwar im Vergleich zur früheren, rein metallischen Zahnversorgung einen erheblichen ästhetischen Fortschritt dar, doch das verfügbare Farbspektrum war noch sehr begrenzt. Dies änderte sich in den 1970er-Jahren, nachdem es der

Industrie gelungen war, Keramikkronen mit speziellen Schicht-techniken anzufertigen. In der Folge wuchs die Auswahl an indi-viduellen Keramikfarben stetig an. Diese Vollkeramiken wurden dann als die oben erwähnten Jacketkronen eingesetzt – mit dem bekannten Makel, dass ihre Materialstruktur noch zu spröde war.

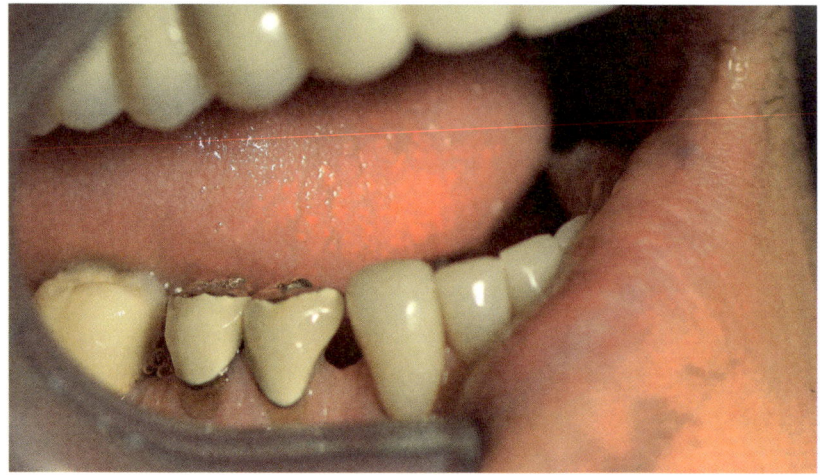

Abbildung 12: Metallkeramikkrone mit einem sichtbaren dunklen Abschlussrand

Der entscheidende Durchbruch kam dann in den 1990er-Jahren, als die Entwicklung der ersten **Presskeramik** das Zeitalter der metallfreien Zahnversorgung einläutete. Seitdem wurden die Keramikwerkstoffe kontinuierlich weiterentwickelt, sodass sich ihr Anwendungsspektrum zunehmend erweiterte. Heute gibt es Keramiken, mit denen sich nahezu perfekte Nachbildungen der natürlichen Zahnhartsubstanz herstellen lassen. Endlich konnte Keramik für Inlays, Einzelkronen und Brücken verwendet werden, ohne dass es noch ein Metallgerüst brauchte.

Der rasante IT-Fortschritt brachte der Keramik weiteren Auftrieb. Heute werden Keramikrestaurationen in der Zahnmedizin fast ausschließlich mithilfe von hochkomplexen Computerprogrammen hergestellt. Zu diesem Zweck werden die Zähne erst präzise abgeschliffen und dann mittels einer speziellen Digitalkamera »abgeformt«, das heißt mit hoher Auflösung abfotografiert und gerastert. Anschließend kann der Zahnarzt mithilfe einer speziellen CAD/CAM-Software, einer CAD/CAM-Fräse sowie einer individuellen Keramikmodellation binnen kurzer Zeit eine extrem stabile und hochästhetische Keramik herstellen, die sich nahtlos ins Gebiss des Patienten einfügt.

Wenn Sie also nach einem Material für Ihre Zahnfüllung, Krone, Teilkrone, Brücke oder Ihr Implantat suchen, das gleichzeitig mit einer beeindruckenden Langlebigkeit, einer hohen Ästhetik und einem quasi nicht vorhandenen Allergiepotenzial punktet, dann sind Sie bei Keramik genau an der richtigen Adresse.

Materialtestung als zusätzliche Sicherheit

Wahrscheinlich fragen Sie sich an dieser Stelle, wozu es noch eine Materialtestung braucht, nachdem Sie sich für eine Entfernung Ihrer Amalgam-Füllungen und einen entsprechenden Ersatz aus Keramik entschieden haben. Nun, ehrlicherweise muss ich an dieser Stelle sagen, dass es unterschiedliche Keramiken gibt und dass es bei empfindlichen Patienten eventuell zu unerwünschten Sensibilitäten gegen diese Keramik kommen kann. Zudem werden beim Einsetzen der Keramiken bisweilen Klebstoffe verwendet, auf die manche Menschen allergisch reagieren können. Eine Testung bei diesen Patienten im Vorfeld der Versorgung ergibt Sinn und ist entsprechend unabdingbar.

In diesem Unterkapitel erkläre ich Ihnen, welche Ursachen bzw. Wirkungen solche Fremdkörper in Ihrer Mundhöhle haben können und welche Testmöglichkeiten es gibt, um die Fremdkörper auf ein Minimum zu reduzieren.

Woher kommen die Fremdkörper?

Kaubewegungen, wie sie beim Zerkleinern von Nahrung oder beim Zähneknirschen auftreten, setzen Zahnfüllungen oder Kronen erheblich unter Stress. Hinzu kommen chemische Substanzen wie Essigsäure oder Alkohol, die mit dem Zahnersatzmaterial reagieren – und das bei ständig wechselnden Temperaturen in der Mundhöhle! Da bleibt es nicht aus, dass sich bisweilen kleinste Materialbestandteile ablösen, die dann geschluckt und im Darm resorbiert werden oder über den Lungenkreislauf in den menschlichen Organismus gelangen (Reichl et al., 2002). Dort können sie mitunter toxische Reaktionen hervorrufen.

Natürlich müssen Sie bei dieser Überlegung zuerst abschätzen, wie hoch die tatsächliche Dosis der verstoffwechselten zahnmedizinischen Werkstoffe ist. Tatsächlich ist gerade bei modernen Keramiken die Gefahr einer Vergiftung verschwindend gering und ein Materialtest entsprechend unnötig. Doch bei den **Befestigungs-Zementen,** die manchmal zum Einsetzen keramischer Rekonstruktionen verwendet werden, sieht die Sache anders aus: Diese Materialien können verschiedene Inhaltsstoffe freisetzen und jeder dieser Inhaltsstoffe kann im ungünstigsten Fall eine allergische bzw. Unverträglichkeitsreaktion auslösen (Reichl, 2021).

Als Alternative bieten sich klassische Zemente ohne Kunststoffbasis an, die auch entsprechend ausgetestet werden können.

Gerade bei Patienten, die bereits vorliegende Sensibilitäten haben, kann es daher empfehlenswert sein, die verwendeten Materialien auf ihre Verträglichkeit bzw. ihr Allergiepotenzial zu testen. Je nach Material und Eingriff stehen dafür verschiedene Testmethoden zur Verfügung, deren wichtigste Vertreter ich Ihnen in der Folge gerne vorstellen möchte.

Der Epikutantest

Der Epikutantest ist ein Hauttest, bei dem die potenziellen Allergene auf die Haut aufgetragen, mit einem sterilen Pflaster abgedeckt und für zwei Tage auf der Haut belassen werden. Anschließend erfolgt eine erste Kontrolle. Nach einem weiteren Tag wird erneut kontrolliert, ob sich eventuelle Spätreaktionen zeigen.

Lymphozyten-Transformationstest

Der Lymphozyten-Transformationstest ist ein Bluttest zum Nachweis von T-Lymphozyten, die nach dem Kontakt mit Allergenen im menschlichen Körper gebildet werden. Der Nachweis einer möglichen Allergie erfolgt dabei indirekt, das heißt, das Labor benötigt sowohl Blut des Patienten als auch eine Probe des zu testenden Materials.

Die meisten der im zahnärztlichen Bereich auftretenden Allergien sind übrigens sogenannte Spätallergien (Fachbegriff: Typ-IV-Sensibilisierungen).

Der Basophilen-Degranulationstest

Der Basophilen-Degranulationstest dient dazu, sogenannte Typ-I-Allergien, das heißt sofort einsetzende Überempfindlichkeiten, nachzuweisen. Bei diesem Test wird die Ausschüttungsrate bestimmter Abwehrzellen im Blut (Fachbegriff: Granulozyten) gemessen. Für den anschließenden Test wird neben dem Blut des Patienten ebenfalls eine Probe des potenziellen Allergens benötigt.

Welche mögliche Bedeutung diese Tests für Sie als Patientin oder Patient im Rahmen der sicheren Amalgam-Entfernung bzw. der generellen zahnärztlichen Versorgung haben, können wir gerne in einem gemeinsamen Beratungsgespräch erörtern.

4. Behandlungsschritte nach der sicheren Amalgam-Entfernung

Mittlerweile wissen Sie schon, warum und wie Sie Ihre Amalgam-Füllungen und andere metallische Versorgungen in Ihrem Mund entfernen lassen. Auch einen Materialverträglichkeitstest und einen Zahnarzttermin für die Amalgam-Entfernung halten Sie mittlerweile in Ihren Händen. An dieser Stelle erscheint nun die Frage interessant, welche konkreten Schritte nach der Entfernung Ihrer Amalgam-Füllungen noch anstehen.

Wie ich bereits sagte, versorgen wir Ihre Zähne noch in derselben Sitzung, sodass Sie nicht mit provisorischen Füllungen nach Hause gehen müssen. (Je nachdem, wie viele Füllungen Sie haben, kann es natürlich sein, dass wir die gesamte Amalgam-Sanierung auf mehrere Sitzungen verteilen müssen. Dann organisieren wir die Termine jedoch so, dass es nach keiner der Behandlungen noch »offene Baustellen« gibt.) Nach der Entfernung der alten Amalgam-Füllungen und dem kurzzeitigen Einsatz eines speziellen Algenpulvers, das letzte Quecksilberreste »aufsaugt«, werden Ihre Zähne gewissenhaft für die metallfreie keramische Versorgung präpariert. Je nachdem, ob es sich um ein Inlay, eine Teilkrone oder eine Krone handelt, sind hier unterschiedliche Schritte nötig.

Abformlöffel ade!

Zuerst wird der betreffende Zahn samt seiner unmittelbaren Umgebung mit einer Digitalkamera abfotografiert. In unserer Praxisklinik verzichten wir mittlerweile fast komplett auf Abdrücke bzw. Abformungen, wie Sie sie bisher kannten. Das bringt für Sie als Patientin oder Patient unter anderem den Vorteil mit sich, dass der unangenehme Arbeitsschritt des Ausprobierens verschiedener Abformlöffel entfällt. Auch die noch unangenehmeren Gefühle, welche mit dem Abnehmen des Abdrucks einhergehen, ersparen wir Ihnen dadurch. Ich erinnere mich noch gut daran, wie leid es mir tat, wenn manche Patienten beim Einführen der Abformlöffel qualvoll würgten oder minutenlang mit weit geöffnetem Mund verharren mussten, bis wir eine Abformung ihres Ober- und Unterkiefers vorgenommen hatten. Heute bewegt sich ein **Hochleistungs-Scanner** ganz sanft an Ihren Zähnen entlang und fertigt völlig berührungslos hochwertigste Bilder oder Videos von Ihrem Mundraum an.

Aus den hochauflösenden Aufnahmen des Scanners fertigt ein Computer ein virtuelles Modell Ihres Zahns an. Damit entfällt das herkömmliche Gipsmodell – früher eine häufige Fehlerquelle auf dem Weg von der Präparation zum fertigen Inlay. Bereits beim Scanvorgang sortiert die Kamera automatisch unscharfe Bilder aus. Anschließend treffen wir am Bildschirm eine Auswahl der gelungensten Bilder und korrigieren ggf. fehlerhafte Aufnahmen. Ein weiterer Vorteil: Die digitalen Aufnahmen lassen sich platzsparend archivieren, während die enorm sperrigen Gipsmodelle meist direkt im Müll landeten.

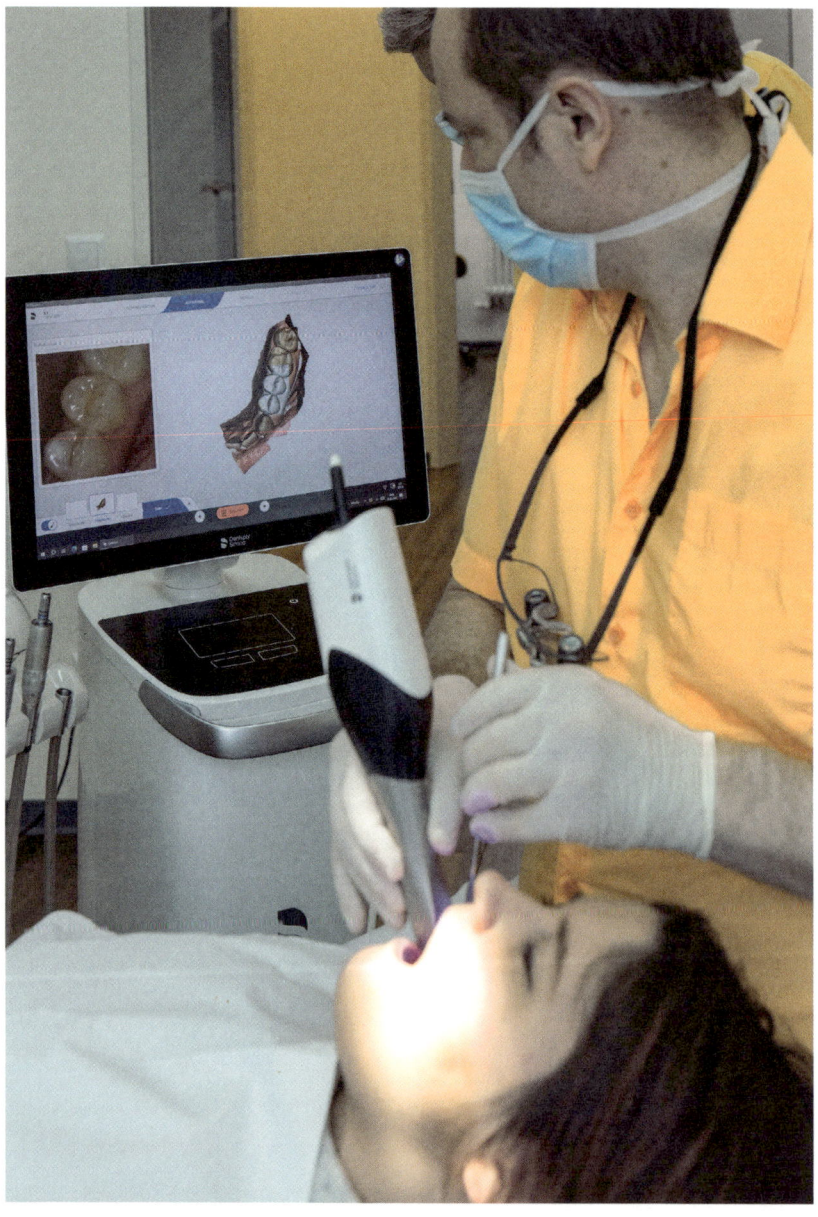

Abbildung 13: Hochwertige digitale Aufnahmen der Zähne dank intraoralem Scanner

Viele zahnärztliche Praxen geben die digitalen Daten an ein zahntechnisches Labor weiter, wo dann das Inlay gefertigt wird. In unserer Praxis sparen wir diesen Schritt ganz bewusst aus, indem wir die Inlays selbst fertigen. Zu diesem Zweck steht bei uns ein CEREC-Gerät. Die Abkürzung steht für »Chairside Economical Restoration of Esthetic Ceramics«, also etwa die wirtschaftliche Herstellung von ästhetischen Keramiken direkt am Behandlungsstuhl. Das CAD/CAM-basierte Gerät konstruiert virtuell ein Inlay in Ihrer Zahnkavität, wobei es uns die Möglichkeit gibt, sowohl Ihren Zahn als auch das zu konstruierende Inlay aus jeder erdenklichen Perspektive zu betrachten bzw. exakt zu gestalten.

Auch hier werden Sie die Leistungen des CEREC-Prozesses vermutlich noch mehr zu würdigen wissen, wenn Sie mich seine Entstehungsgeschichte im Folgenden darlegen lassen.

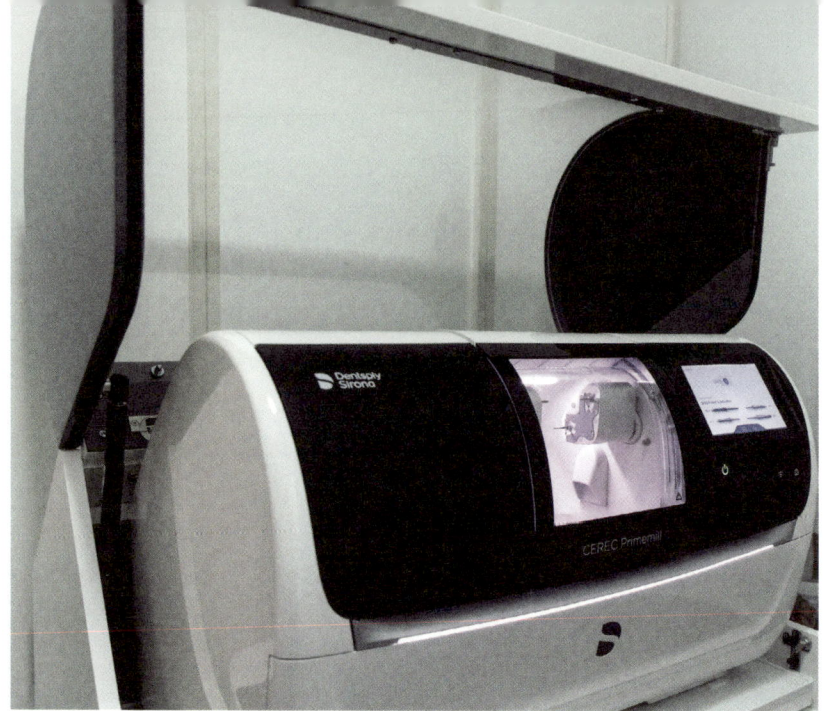

Abbildung 14: CEREC-Gerät

Eine kurze Geschichte von CEREC

Das ursprüngliche CEREC-Verfahren wurde 1980 von zwei Wissenschaftlern an der Universität Zürich entwickelt. Bis zur ersten Patientenbehandlung vergingen fünf Jahre. Bereits ein Jahr später, im Jahr 1986, kaufte Siemens die Lizenz, um das System zur Marktreife zu bringen. Ein weiteres Jahr später kam CEREC 1, das weltweit erste CAD/CAM-System der Zahnmedizin, auf den Markt. 1994 folgte dann CEREC 2, mit dem bereits Kronen, Inlays und Veneers hergestellt werden konnten. Seit 2004 ist es mit den inzwischen weiterentwickelten CEREC-Geräten möglich, die verschiedensten zahnmedizinischen Konstruktionen als 3-D-Modelle zu erstellen.

Nicht nur, dass mit dem CEREC-System sogar Kauflächen präzise gestaltbar sind; auch lassen sich mehrere Restaurationen gleichzeitig bearbeiten. Während man früher bei den herkömmlichen Gipsmodellen die einzelnen Zähne mittels spezieller Sägeschnitte voneinander trennen musste, um passgenaue Inlays modellieren zu können, lassen sich heute am Computermonitor benachbarte Zähne nach Belieben aus- und wieder einblenden, ohne dabei Schaden am »Ausgangsmodell« anzurichten.

Ist ein Inlay oder eine Krone am Computer fertig konstruiert, werden die Daten an eine dreiachsige CNC-Hightech-Schleifmaschine übertragen, die dann binnen fünf bis zehn Minuten aus einem Keramikblock die fertige Zahnfüllung schleift. Das nun fertige Inlay wird noch angepasst und kann dann in derselben Sitzung in den Zahn eingesetzt werden. Für einen übergangslosen Randschluss des Inlays mit dem Zahn und eine bestmögliche Stabilisierung der Zahnhartsubstanz verwenden wir die sogenannte **Adhäsiv-Technik.** Auch diese Technik hat die Zahnmedizin revolutioniert und ermöglicht uns heute Behandlungsformen, die noch vor 30 Jahren völlig undenkbar gewesen wären. Dabei wird der leicht angeätzte Zahn-

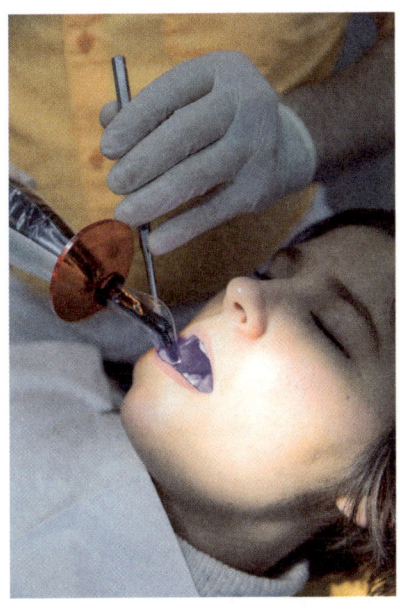

Abbildung 15: Aushärtung durch die Polymerisationslampe

schmelz mit einem speziellen Haftvermittler bestrichen, der für eine dauerhafte Verbindung zwischen der Zahnhartsubstanz und dem speziell für das passgenaue Einfügen der Keramik-Versorgungen

entwickelten Composite sorgt. Anschließend wird der Haftvermittler mithilfe einer Polymerisationslampe ausgehärtet.

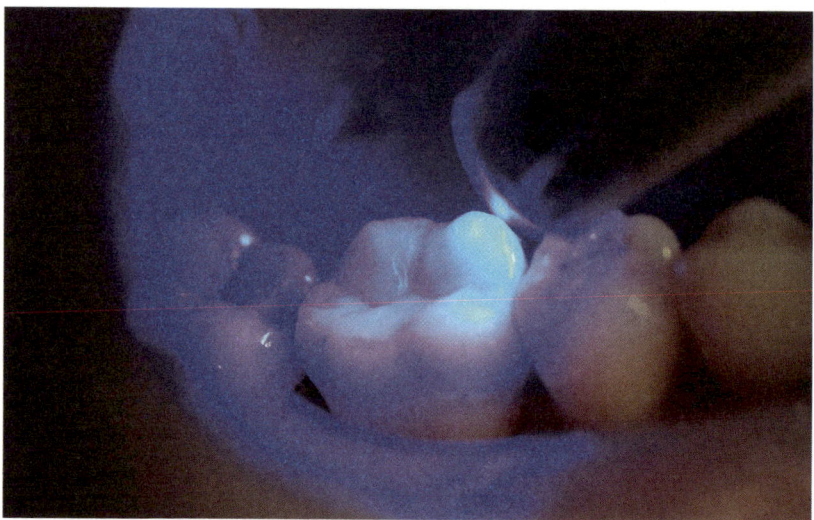

Abbildung 16: Polymerisationslampe direkt am Zahn

Mit Keramik-Inlays, die gemäß meinen vorherigen Beschreibun-
gen angefertigt und eingesetzt wurden, sind Ihre Zähne sicher und
langfristig versorgt. Und das Beste daran: Die Inlays zeigen keinerlei Farbveränderungen, selbst wenn Sie färbende Lebensmittel
wie Rote Bete, Balsamico-Essig oder Kaffee genießen.

Als vorausschauender Zahnarzt kann ich natürlich nicht umhin,
Sie darauf hinzuweisen, dass Sie auch ohne Amalgam-Füllungen
weiterhin Ihre Zähne und Ihr Zahnfleisch sorgfältig reinigen bzw.
pflegen müssen, damit sich keine Parodontose oder Zahnkaries
bilden. In unserer Praxis bieten wir dafür auch Individualprophylaxe-Sitzungen an. Wie solch eine Sitzung abläuft und warum ich

Ihnen ans Herz lege, uns regelmäßige Prophylaxe-Besuche abzustatten, erfahren Sie im nächsten Kapitel.

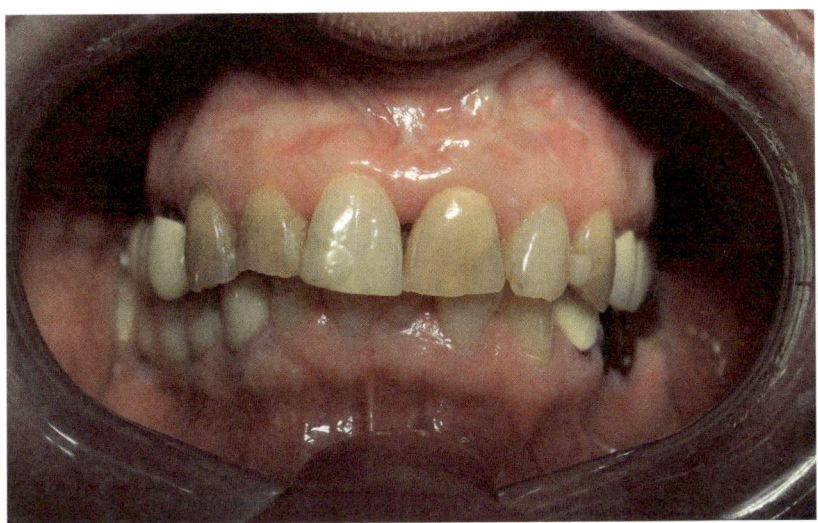

Abbildung 17: Zähne vor der Keramik-Versorgung

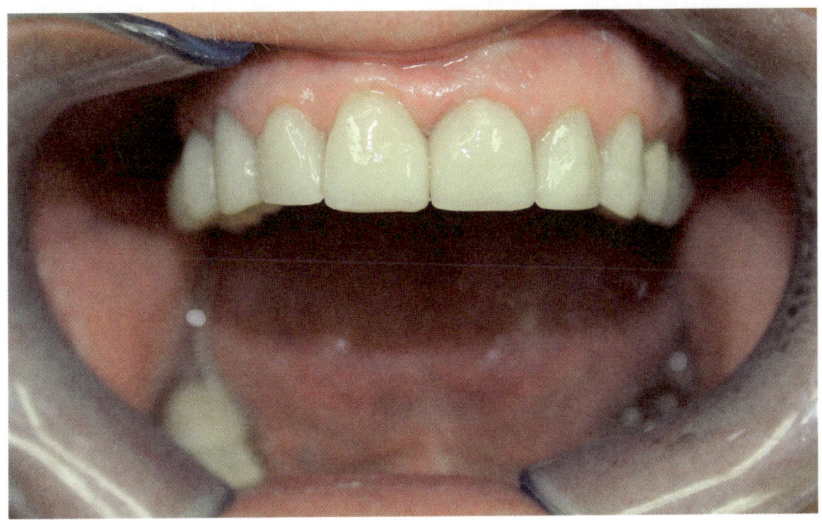

Abbildung 18: Zähne nach der Keramik-Versorgung

5. Individualprophylaxe-Sitzungen

Die Individualprophylaxe bietet Ihren Zähnen, zahnärztlichen Konstruktionen und Ihrem Zahnhalteapparat (also Zahnfleisch, Kieferknochen und alle anderen anatomischen Strukturen, die Ihre Zähne im Kiefer verankern) den langfristigen Schutz, den diese Körperteile dringend benötigen.

Sowohl Ihre Zähne als auch das Zahnfleisch kommen täglich mit Kohlenhydraten in Kontakt: Brot, Pommes Frites, Honig, Limonade und was Sie möglicherweise sonst noch alles zu sich nehmen. All diese Nahrungsmittel haben die ungünstige Eigenschaft, dass sie sehr gut an den Zähnen kleben bleiben und dort einen Belag, für das ungeschulte Auge unsichtbar, hinterlassen. Dieser Belag ist ein idealer Nährboden für Bakterien, welche die Kohlenhydratreste in Säuren umwandeln, die wiederum den Zahnschmelz angreifen und zu Karies führen können. Gleichzeitig entstehen bei diesem Umwandlungsprozess Giftstoffe, die bei zu langer Einwirkzeit eine Entzündung Ihres Zahnfleischs auslösen können. Solche Entzündungen (Fachbegriff: Gingivitis) zeigen sich in einer Rötung und teilweisen Schwellung des Zahnfleischs um einzelne (manchmal auch alle) Zähne herum. Durch die Schwellung bilden sich Zahnfleischtaschen um die Zähne, in denen sich weitere Beläge bilden können, was eine Lebensgrundlage für Bakterien schafft. Diese Taschen können Sie mit herkömmlichen Zahnbürsten nicht säubern, sodass sich der Entzündungsprozess im Stillen kontinuierlich fortsetzt. Im schlimmsten Fall kann es sein, dass sich dabei der den Zahn umgebende Knochen entzündet und sukzessive zurückbildet. Das ist dann das, was Ihr Zahnarzt eine **Parodontitis** nennt.

Auch die Beläge, die mit der Zeit für eine Verfärbung Ihrer Zähne sorgen, sitzen viel zu fest an der Zahnsubstanz, um einfach mit einer Zahnbürste entfernt werden zu können. Diese Beläge entstehen durch färbende Lebensmittel wie zum Beispiel Blaubeeren, Rote Bete oder Rotwein. Auch Kaffee, Tee oder Tabak führen häufig zu Verfärbungen. Um diesen ästhetischen Makel beheben zu können, sind spezielle zahnmedizinische Reinigungsmethoden nötig, wie wir sie im Rahmen der professionellen Zahnreinigung durchführen.

Doch selbst die weicheren Zahnbeläge (Fachbegriff: Plaque) werden nicht zwangsläufig beim Zähneputzen entfernt. Je nachdem, wie lange Sie Ihre Zähne putzen, welche Technik Sie sich dafür angewöhnt haben und welche Art von Zahnbürste Sie verwenden, ist es durchaus möglich, dass trotz Ihres vermeintlich sorgsamen Putzens noch viel Zahnbelag bestehen bleibt.

In unserer Praxis bieten wir spezielle Individualprophylaxe-Sitzungen an, in deren Rahmen wir alles, Plaque und alle harten Beläge – auch Zahnstein genannt – entfernen und Ihre Zähne von äußeren Verfärbungen befreien. Damit sind Sie optimal vor Karies, Gingivitis und Parodontitis geschützt.

Zunächst untersuchen wir Ihr Zahnfleisch auf Zahnfleischtaschen und erstellen einen klinischen Befund. Wenn nötig, erheben wir dazu auch bestimmte Mundhygiene-Indizes, die uns Auskunft über die Ausdehnung und Stärke der vorhandenen Zahnbeläge geben. Gemeinsam mit den Informationen aus Ihrer Anamnese führen diese Informationen zu einer Diagnose und einem Behandlungsvorschlag.

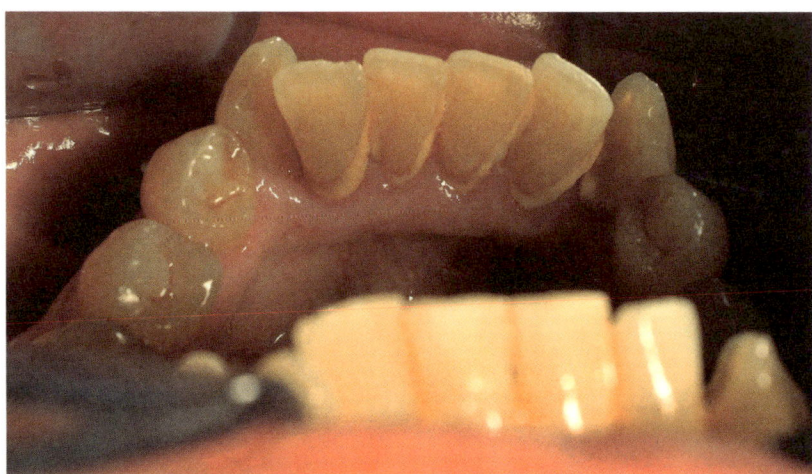

Abbildung 19: Zähne vor der Individual-Prophylaxe

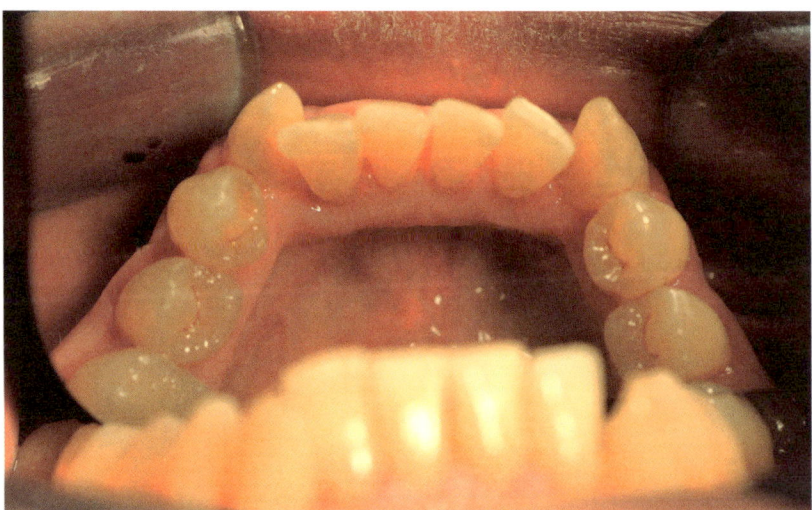

Abbildung 20: Zähne nach der Individual-Prophylaxe

Zur Entfernung der weichen Beläge setzen wir auf eine moderne Air-Polishing-Technologie, bei der ein feines Pulver-Wasser-Gemisch auf die Zähne gestrahlt wird. So lassen sich die Zahnoberflächen schnell und verlässlich reinigen. Sie können ganz unmittelbar mit der Zunge spüren, wie viel glatter Ihre Zähne dadurch werden.

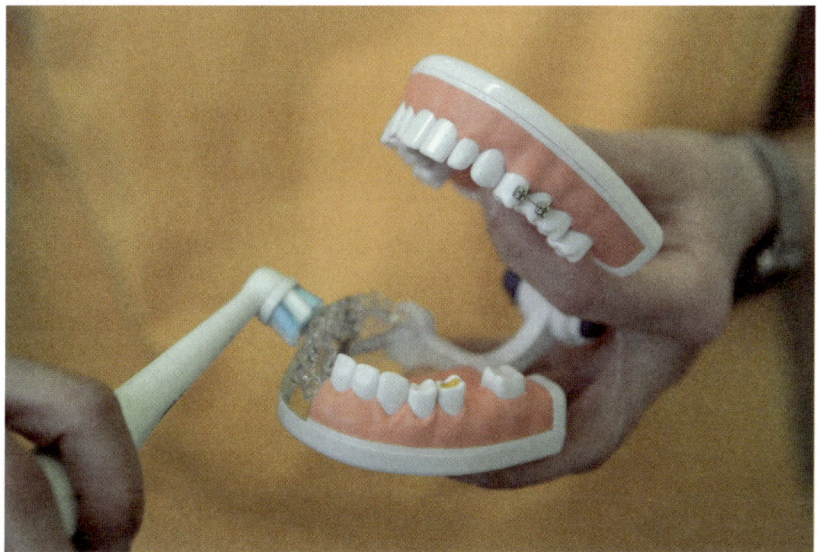

Abbildung 21: Erklärung der optimalen Zahnreinigung anhand eines Modells

Die Zahnsteinentfernung erfolgt dann mittels eines intelligenten Ultraschallgerätes, das die Wassertemperatur achtsam an Ihre ganz speziellen Bedürfnisse anpasst. Sitzt der Zahnstein besonders fest, verwenden wir auch spezielle Handinstrumente, um wirklich alle Beläge zu beseitigen.

Natürlich beraten wir Sie im Rahmen der Individualprophylaxe auch ausführlich zu allen Fragen rund ums Zähneputzen. Vielleicht drücken Sie die Bürste zu fest auf die Zähne, was sich dann in einem Rückgang des Zahnfleischs niederschlägt? Oder Sie vergessen beim Zähneputzen bestimmte Nischen, in denen sich dann besonders viel Zahnbelag ansammelt? Hier geben wir unser langjähriges Erfahrungswissen gerne an Sie weiter.

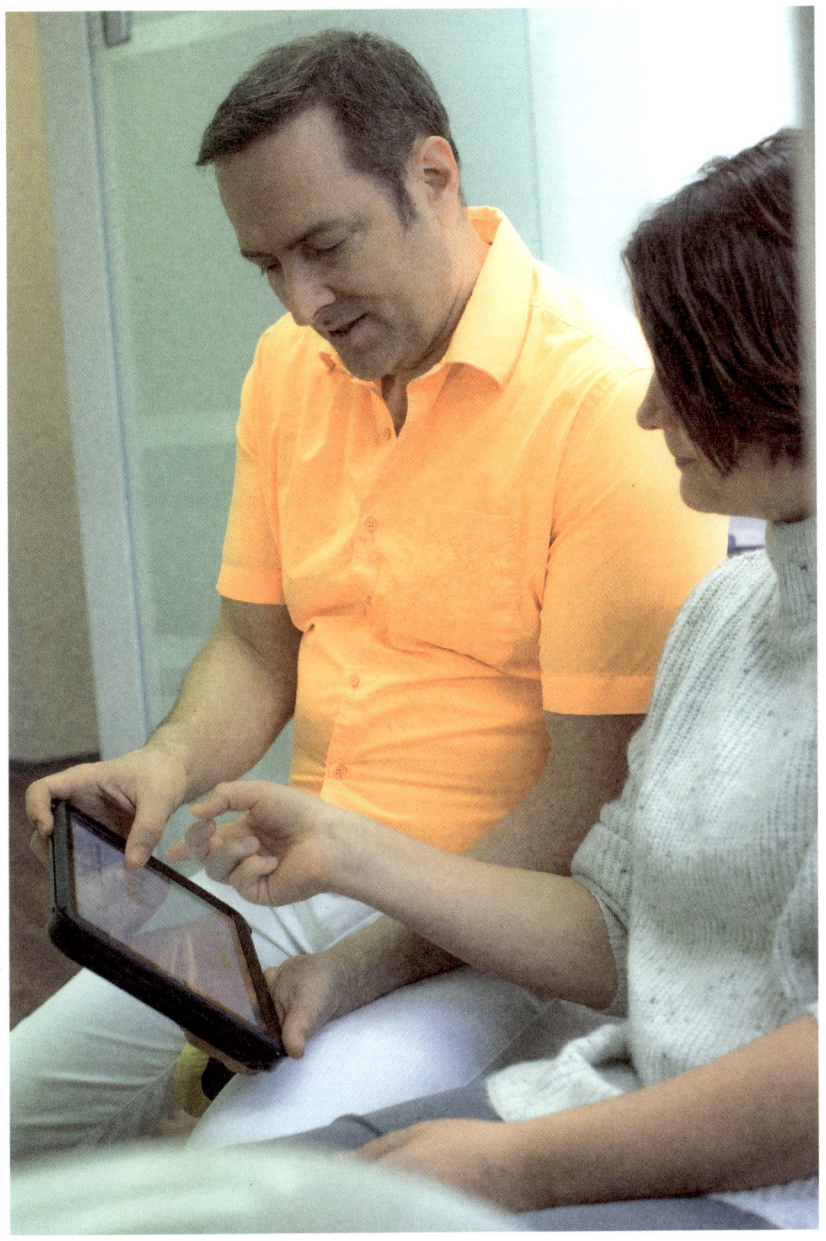

Abbildung 22: Beratung

6. Wenn doch einmal ein Zahn verloren geht ...

Trotz aller Pflege und regelmäßiger Kontrolle kann es vorkommen, dass ein Zahn irreparabel ist. In diesem letzten Kapitel will ich Ihnen erläutern, welche Möglichkeiten Ihnen dann die moderne Zahnmedizin zur Verfügung stellt.

Die meisten Zahnärzte sind sich einig: Die beste Therapielösung für eine bestehende Zahnlücke ist ein **Implantat.** Seit Jahrzehnten werden Implantate sehr erfolgreich als Zahnersatz eingesetzt. Dabei handelt es sich um kleine künstliche Zahnwurzeln, die im Rahmen eines kleinen chirurgischen Eingriffs in den Ober- oder Unterkieferknochen an der Stelle eines fehlenden Zahns eingepflanzt werden.

Der Vorteil eines Implantats gegenüber Brücken und herausnehmbaren Prothesen ist schnell erklärt. Indem Implantate die natürliche Zahnwurzel nachahmen, können sie dauerhaft mit einer Krone bestückt werden. Im Vergleich zu Brücken lassen sich die einzelnen Implantate viel besser reinigen. Zudem müssen nicht wie bei einer Brücke noch intakte Nachbarzähne abgeschliffen werden. Die Vorteile eines Implantats gegenüber einer Prothese sind noch gewichtiger: Als herausnehmbarer Zahnersatz können sich Prothesen beim Essen oder Sprechen bewegen, zudem können beim Essen Speisereste zwischen die Prothese und den Kiefer gelangen, was häufig zu Schmerzen und Entzündungen führt.

Noch bis zur Mitte des 20. Jahrhunderts gab es keine befriedigenden Lösungen für Zahnersatz. Erst die Forschungen von Per-Ingvar

Brånemark legten den Grundstein für die Implantologie im zahnmedizinischen Bereich, wie wir sie heute kennen. In den folgenden Jahrzehnten wurden die anfänglich noch sehr großen Implantate immer kleiner und die notwendigen chirurgischen Eingriffe immer unproblematischer. Bei sachgerechter Indikation, Operationsvorbereitung und -technik können moderne Implantate sicher und stabil im Knochen verankert werden und sowohl Kronen als auch Brücken und Prothesen tragen. Weltweit sind etwa 200 Implantat-Systeme im Einsatz, davon etwa 50 in Deutschland. Die Deutsche Gesellschaft für Implantologie schätzt, dass heute pro Jahr mehr als 1 Million Implantate gesetzt und anschließend prothetisch versorgt werden.

Verschiedene Arten von Implantaten

Implantate können nach unterschiedlichen Kriterien eingeteilt werden. Die aus Patientensicht wichtigste Einteilung ist dabei die nach dem Material. Bisher bestanden die meisten Implantate aus Titan. Dieses Metall galt gemeinhin als gut körperverträglich und die Implantate erwiesen sich als sehr langlebig. In den letzten Jahren tauchten jedoch vielerorts Bedenken in Bezug auf die Verträglichkeit von Titan-Implantaten auf. Bis dahin war man davon ausgegangen, dass Titan-Implantate inert seien, also nicht mit dem menschlichen Körper wechselwirken. Heute weiß man, dass es bei manchen Menschen zu Unverträglichkeitsreaktionen auf Titan kommen kann.

Durch die Einführung bzw. stetige Weiterentwicklung zahnärztlicher Keramiken eröffnete sich auch in der Implantologie die Möglichkeit, vollständig auf Metalle zu verzichten. Genauso wie bei Kronen, Inlays und Brücken sind die für Implantate verwendeten Biokeramiken, sogenannte **Zirkonoxidkeramiken**, aufgrund ihrer Materialstruktur völlig unbedenklich in Bezug auf mögliche Immunreaktionen des menschlichen Organismus. Ihre stabile Kristallgitterstruktur verhindert, dass sich Bestandteile aus den Implantaten lösen und in den Körper gelangen können.

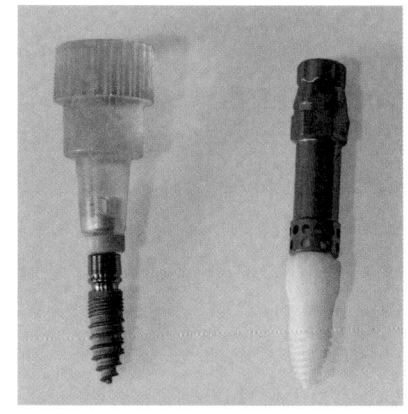

Abbildung 23: Keramik- und Titan-Implantat im Vergleich

Doch das ist nicht der einzige Vorteil von Keramik-Implantaten. Dadurch, dass Keramik-Implantate keine Metalle enthalten, tritt auch keine elektrische Wechselwirkung mit eventuell schon vorhandenen Metallen im Mund (zum Beispiel Amalgam-Füllungen oder Zahnersatz aus Edelmetall- bzw. Stahllegierungen) auf. Das Phänomen der »Mund-Batterie« lässt sich beobachten, wenn sich mehrere Metalle im Mund befinden. Dazu müssen Sie sich klarmachen, dass menschlicher Speichel ein gutes Leitmedium für elektrischen Strom ist, sodass beispielsweise zwischen einer Zahnkrone aus einer Edelmetalllegierung und einer Amalgam-Füllung ein Strom zu fließen beginnt, der in der Folge unter anderem Geschmacksstörungen hervorrufen kann. Ein ganz ähnlicher Effekt tritt auf, wenn Sie metallenes Stanniolpapier, zum Beispiel von einer Kaugummi-Packung, in den Mund nehmen. Unter der Voraussetzung, dass Sie Füllungen oder Zahnersatz aus Metall im Mund haben, werden Sie auch dann einen eigenartigen metallischen Geschmack wahrnehmen.

Weitere Vorteile von Keramik-Implantaten

Neben ihrer Sicherheit in Bezug auf mögliche Immunreaktionen bieten metallfreie Implantate aus Zirkonoxidkeramik weitere Vorteile. Beispielsweise haben sie eine extrem glatte Oberfläche, sodass sich Ihr Zahnfleisch optimal an das Implantat anlagern bzw. daran anwachsen kann. Auch lagern sich auf der Zirkonoxidkeramik deutlich weniger Bakterien- und Speisebeläge an als bei Metallen. Dadurch lassen sich Irritationen des Zahnfleischs vermeiden und es kommt nachweislich zu einem Rückgang der Häufigkeit von Zahnfleischentzündungen. Dies bannt unter anderem auch die Gefahr, dass sich das Zahnfleisch durch wiederkehrende Entzündungen stetig zurückzieht. Und selbst wenn sich das Zahnfleisch mal etwas zurückbilden sollte, fällt dies kaum auf, weil das Implantat ähnlich hell ist wie die Zähne bzw. die auf dem Implantat befindliche Krone. Bei Titan-Implantaten hingegen kann es schon bei einem leichten Rückgang des Zahnfleischs dazu kommen, dass ein schmaler dunkler Streifen sichtbar wird – was natürlich keinem Patienten gefällt.

Natürlich könnten Sie an dieser Stelle einwenden, dass Keramik-Implantate noch nicht so lange auf dem Markt sind wie Titan-Implantate und entsprechend noch keine verlässlichen Erfahrungswerte bezüglich ihrer Langlebigkeit vorliegen. Gut, dass Sie diesen Einwand einbringen! Titan-Implantate können tatsächlich auf mehr als 50 Jahre im Praxiseinsatz zurückblicken und es ist bekannt, dass diese Implantate bei guter Pflege und guter Gesundheit des Patienten mehr als 30 Jahre halten können. Bei Keramik-Implantaten hat man dieses Erfahrungswissen naturgemäß noch nicht, da sie erst seit etwa 20 Jahren im Einsatz sind. Doch die bisherigen Erfahrungen in zahnärztlichen Praxen wie auch zahlreiche wissenschaftliche Untersuchungen deuten darauf hin, dass Keramik-Implantate bei guter Pflege eine genauso lange Haltbarkeit aufweisen. Lediglich bei Rauchern kann es vermehrt zu Wundheilungsstörungen und anderen Problemen mit dem Keramik-Implantat kommen.

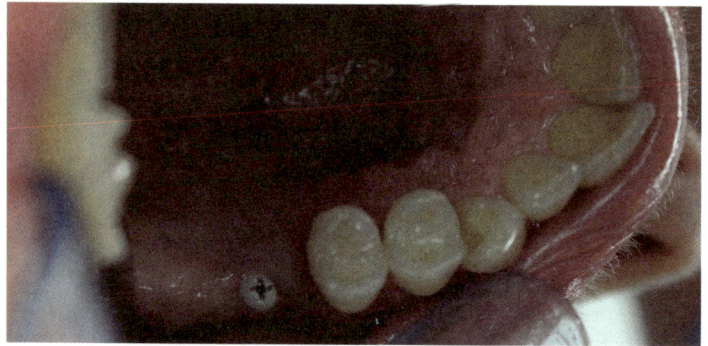

Abbildung 24: Keramik-Implantat vor der Versorgung mit einer Keramik-Krone

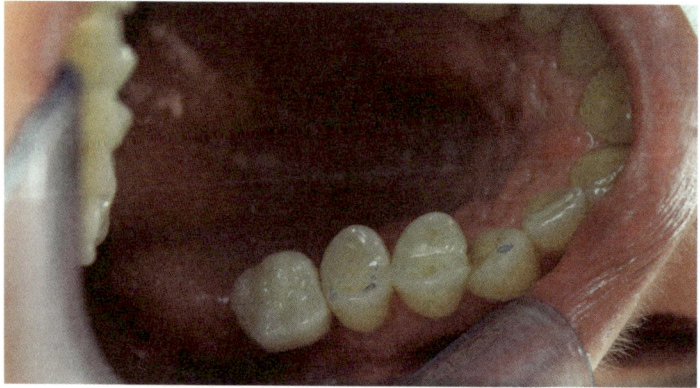

Abbildung 25: Keramik-Implantat nach der Versorgung mit einer Keramik-Krone

Lassen Sie mich zum Abschluss noch erwähnen, dass es sowohl bei Titan- als auch bei Keramik-Implantaten letztlich nie eine hundertprozentige Garantie dafür gibt, dass das Implantat gut mit dem Zahnfleisch verwächst. Denn dieses sogenannte **Einheilen** hängt stark von individuellen Faktoren ab. Da das Handling der beiden Materialien sich grundlegend voneinander unterscheidet, ist ein großer Erfahrungsschatz des Operateurs von Vorteil.

Aus meiner langjährigen Erfahrung kann ich guten Gewissens sagen: Bei passender Indikation und richtigem Einsatz führen Keramik-Implantate inzwischen zu vergleichbar guten Resultaten wie Titan-Implantate, sodass die Patienten lange Freude daran haben.

7. Glossar

Hier gebe ich Ihnen zu den wichtigsten im Buch verwendeten Begriffen eine kurze Erläuterung, damit Sie nicht immer im Buch selbst nachblättern müssen, wenn Sie die Bedeutung eines bestimmten Begriffs noch einmal nachlesen möchten.

Amalgam: Zahnfüllungsmaterial, das aus einer Mischung verschiedener Metalle besteht und mit Quecksilber angemischt wird.

Bissflügelaufnahme: Röntgenaufnahme zur Darstellung derjenigen Bereiche der Zahnkrone, die für den Zahnarzt nicht direkt einsehbar sind.

CEREC: ein CAD/CAM-Verfahren, bei dem mithilfe einer digitalen Abformung eine Keramik-Krone oder ein Keramik-Inlay gefräst wird.

Composite-Füllung: meist zahnfarbene Zahnfüllung aus Kunststoff, die im Front- und Seitenzahngebiet benutzt wird.

Dentin: knochenähnliche Substanz aus mineralischen und organischen Bestandteilen, die sich unter dem Zahnschmelz befindet und den Zahnnerv umschließt.

Goldklopffüllung: spezielle Füllung, bei der eine hauchdünne Goldfolie mit einem speziellen Hämmerchen in den Zahn eingebracht wird.

Implantat: kleine künstliche Zahnwurzel, die chirurgisch in den Kieferknochen eingebracht und unter anderem mit einer Krone versorgt wird.

Inlay: im Labor oder mithilfe von CAD/CAM-Techniken hergestellte Zahnfüllung aus Gold, Nichtedelmetall oder Keramik.

Kavität: ein vom Zahnarzt geschaffenes Loch zur Aufnahme einer Füllung.

Kofferdam: ein Spanngummi, um die Zähne beim Setzen einer Füllung vor Speichelfluss zu schützen und gleichzeitig den Rachenraum zu öffnen.

OPG: eine Röntgenschichtaufnahme, die Ober- und Unterkiefer sowie benachbarte anatomische Strukturen darstellt.

Zahnfilm: eine Röntgenaufnahme, die den gesamten Zahn von der Krone bis zur Wurzelspitze darstellt.

Zahnschmelz: die härteste Substanz des menschlichen Körpers! Er bildet den äußeren Teil der Zahnkrone.

8. Haftungsausschluss

Medizin und Zahnmedizin sind Naturwissenschaften. Das vorhandene Wissen über Erkrankungen und deren mögliche Therapien sowie Behandlungsansätze ist immer nur so aktuell wie die Forschung zum entsprechenden Zeitpunkt. Die hier im Buch aufgezeigten Behandlungsmöglichkeiten und Therapien in Bezug auf mögliche durch Schwermetalle verursachte Erkrankungen entsprechen dem aktuellen Stand des Wissens zur Zeit der Veröffentlichung dieses Werkes. Es ist möglich, dass nicht alle bisher erbrachten Forschungsergebnisse Eingang in dieses Buch gefunden haben. Gleichzeitig können sich Fachmeinungen, Therapieansätze und Behandlungsmöglichkeiten durch neue Erkenntnisse und Forschungen ändern. Für die Vollständigkeit, Richtigkeit und Aktualität der Inhalte kann keine Garantie übernommen werden. Der Verlag und der Autor übernehmen daher keine Verantwortung für die dargestellten Therapien und Behandlungen und auch keine Garantien für deren Erfolg. Eine Haftung des Autors und des Verlags für Personen-, Sach- oder Vermögensschäden ist somit ausgeschlossen.

Literatur

Ärzteblatt (2020, 29. September). *FDA rät zum Amalgamverzicht bei Hochrisikogruppen.* https://www.aerzteblatt.de/nachrichten/116949/FDA-raet-zum-Amalgamverzicht-bei-Hochrisikogruppen (zuletzt abgerufen am: 03. April 2024).

Aminzadeh, K.K. & Etminan, M. (2007). Dental amalgam and multiple sclerosis: a systematic review and meta-analysis. *Journal of Public Health Dentistry,* 67(1), 64–66.

Attar, A.M., Kharkhaneh, A., Etemadifar, M., Keyhanian, V.D. & Saadatnia, M. (2012). Serum mercury level and multiple sclerosis. *Biological Trace Element Research,* 146(2), 150–153. https://doi.org/10.1007/s12011-011-9239-y.

Boyd, N.D., Benediktsson, H., Vimy, M.J., Hooper, D.E. & Lorscheider, F.L. (1991). Mercury from dental silver tooth fillings impairs sheep kidney function. *American Journal of Physiology,* 261(4 Pt 2), R1010–R1014. https://doi.org/10.1152/ajpregu.1991.261.4.R1010.

BZÄK (2024). *Amalgam EU-Quecksilberverordnung (EU) 2017/852.* https://www.bzaek.de/service/positionen-statements/einzelansicht/amalgam-eu-quecksilberverordnung-eu-2017-852.html (zuletzt abgerufen am: 03. April 2024).

Clarkson, T. W. (2002). The three modern faces of mercury. *Environmental health perspectives,* 110(Suppl 1), 11–23. https://doi.org/10.1289/ehp.02110s111.

Daschner, F. & Mutter, J. (2007). Sondervotum zu „Amalgam: Stellungnahme aus umweltmedizinischer Sicht", Mitteilung der Kommission „Methoden und Qualitätssicherung in der Umweltmedizin" des Robert Koch-Instituts, Berlin. *Bundesgesundheitsblatt* 50, 1432–1433. https://doi.org/10.1007/s00103-007-0399-z.

Daunderer, M. (1992). *Handbuch der Amalgam-Vergiftung: Diagnostik, Therapie, Recht.* Ecomed (Landsberg/Lech).

Degudent (2010). *Edelmetall-Legierungen*. https://www.dentsplysirona. com/content/dam/dentsply/pim/de_DE/Prosthetics/Fixed/Alloys/Gold-standartbroschüre.pdf (zuletzt abgerufen am: 03. April 2024).

Drasch, G., Schupp, I., Höfl, H., Reinke, R. & Roider, G. (1994). Mercury burden of human fetal and infant tissues. *European journal of pediatrics*, 153(8), 607–610. https://doi.org/10.1007/BF02190671.

Drasch, G., Schupp, I., Riedl, G. & Günther, G. (1992). Einfluss von Amalgamfüllungen auf die Quecksilberkonzentration in menschlichen Organen. *Deutsche zahnärztliche Zeitschrift*, 47, 490.

Eichner, K. (1967). *Leitfaden zahnärztlicher Werkstoffe und ihrer Verarbeitung* (2. Auflage). Berlinische Verlagsanstalt (Berlin).

Eneström, S. & Hultman, P. (1995). Does amalgam affect the immune system? A controversial issue. *International archives of Allergy and Immunology*, 106(3), 180–203. https://doi.org/10.1159/000236843.

Europäische Kommission (2023). Giftiges Quecksilber: EU-Kommission verbietet Verwendung von Zahn-Amalgam ab 2025. https://germany. representation.ec.europa.eu/news/giftiges-quecksilber-eu-kommission-verbietet-verwendung-von-zahn-amalgam-ab-2025-2023-07-14_de (zuletzt abgerufen am: 03. Juni 2024).

FDA (2022). Advice about eating fish. https://www.fda.gov/food/consumers/advice-about-eating-fish (zuletzt abgerufen am: 03. April 2024).

Huggins, H.A. (2002). *Solving the MS Mystery: Help, Hope and Recovery*. Dragon Slayer Publications.

Huggins, H.A. & Levy, T.E. (1998). Cerebrospinal Fluid Protein Changes in Multiple Sclerosis After Dental Amalgam Removal. *Alternative medicine review: a journal of clinical therapeutic*, 3(4), 295–300.

Institut für Wasser-, Boden- und Lufthygiene des Umweltbundesamtes (1999). Stoffmonographie Quecksilber – Referenz- und Human- Biomonitoring-Werte (HBM). Bundesgesundheitsblatt – Gesundheitsforschung – Gesundheitsschutz, 42, 522–532. https://doi.org/10.1007/s001030050148.

KZBV (2018). EU-Quecksilberverordnung. https://www.kzbv.de/presse-mitteilung-vom-29-6-2018.1241.de.html# (zuletzt abgerufen am: 03. April 2024).

KZBV (2023). Amalgamverbot ab 2025? Die bedenklichen Pläne der EU-Kommission. https://www.kzbv.de/geplantes-amalgamverbot.1779.de.html# (zuletzt abgerufen am: 03. April 2024).

Liegner, B. (1926). VII. Quecksilbervergiftung von der Scheide aus. *Monatsschrift für Geburtshilfe und Gynäkologie*, 72(1–2), 47–53. https://doi.org/10.1159/000301760.

Löffler, A. (2009). *Untersuchungen von Expositions-Effekt-Beziehungen bei Amalgamfüllungsträgern anhand von Biomonitoringdaten und psychometrischen Testverfahren.* https://nbn-resolving.org/urn:nbn:de:gbv:27-20091012-100951-8 (zuletzt abgerufen am: 30. April 2024).

Maderis, T. (2023, 24. Oktober). Multiple Sclerosis Caused by Mold and Mercury Toxicity. *Dr. Todd Maderis.* https://drtoddmaderis.com/multiple-sclerosis-caused-by-mold-and-mercury-toxicity (zuletzt abgerufen am: 26. März 2024).

Muss, C., Drasch, G., Roider, G. & Arnold, B. (2000). Untersuchungen zur immunsuppressiven Wirkung von Dentallegierungen unter Verwendung von Recall-Antigenen – Eine Praxisstudie. *Zeitschrift für Umweltmedizin*, 8(35), 228–233.

Narjes, H. (ohne Jahr). Anorganische Umweltgifte. https://www.fh-muenster.de/ciw/downloads/personal/juestel/juestel/anorganische_umweltgifte_hendrik_narjes_.pdf (zuletzt abgerufen am: 03. April 2024).

National Council Against Health Fraud (2002, 07. Oktober). NCAHF Position Paper on Amalgam Fillings (2002). https://quackwatch.org/ncahf/pp/amalgampp/ (zuletzt abgerufen am: 03. April 2024).

Ott, K.H.R. (1993). Die Messung der Quecksilber-Belastung im Speichel. *Deutsche zahnärztliche Zeitschrift, 48*, 154–157.

Ott, K.H.R., Krafft, T., Kröncke, A., Schaller, K.H., Valentin, H. & Weltle, D. (1986). Untersuchungen zum zeitlichen Verlauf der Quecksilberfreisetzung aus Amalgamfüllungen nach dem Kauen. *Deutsche zahnärztliche Zeitschrift*, 41, 968–972.

Palkovicova, L., Ursinyova, M., Masanova, V., Yu, Z. & Hertz-Picciotto, I. (2008). Maternal amalgam dental fillings as the source of mercury exposure in developing fetus and newborn. *Journal of exposure science & environmental epidemiology*, 18(3), 326–331. https://doi.org/10.1038/sj.jes.7500606.

Reichl, F.-X., Durner, J., Kehe, K., Manhart, J., Folwaczny, M., Kleinsasser, N., Hume, W. R. & Hickel, R. (2002). Toxicokinetic of HEMA in guinea pigs. *Journal of dentistry*, 30(7–8), 353–358. https://doi.org/10.1016/s0300-5712(02)00050-7.

Reichl, F.-X. (2021). Allergie auf Zahnmaterialien: Diagnose & Maßnahmen. *Mein-Allergie-Portal*. https://www.mein-allergie-portal.com/allergie-und-zahnbehandlung/3516-allergie-auf-zahnmaterialien-diagnose-massnahmen.html (zuletzt abgerufen am: 03. April 2024).

Riethe, P. (1966). Amalgamfüllung Anno Domini 1528. *Deutsche zahnärztliche Zeitschrift*, 21(2), 301–307.

Sauerwein, E. (1981). *Zahnerhaltungskunde: Kariestherapie – Endodontie – Parodontologie. Eine Einführung* (4. Auflage). Georg Thieme Verlag Stuttgart.

Schewe, E. F. (1950). G. V. Black – The Man of the Centuries. *Washington University School of Medicine*. http://beckerexhibits.wustl.edu/dental/articles/Black_Schewe.html (zuletzt abgerufen am: 03. April 2024).

Scientific Committee on Emerging and Newly Identified Health Risks (SCENIHR) (2015). The safety of dental amalgam and alternative dental restoration materials for patients and users. https://ec.europa.eu/health/scientific_committees/emerging/docs/scenihr_o_046.pdf (zuletzt abgerufen am: 03. April 2024).

Statista (2023). Anzahl der von Zahnärzten abgerechneten Füllungen, Extraktionen und Wurzelkanalfüllungen in Deutschland in den Jahren von 1991 bis 2021. https://de.statista.com/statistik/daten/studie/287130/umfrage/anzahl-der-von-zahnaerzten-abgerechneten-fuellungen-extraktionen-und-wurzelkanalfuellungen/ (zuletzt abgerufen am: 03. April 2024).

Stock, A. (1926). Die Gefährlichkeit des Quecksilberdampfes und der Amalgame. *Zeitschrift für angewandte Chemie*, 41(24), 663–686. https://doi.org/10.1002/ange.19280412402.

Taugner, M. & Schütz, R. (1966). Beitrag zur Quecksilber-Allergie. *Dermatologica*, 133(4), 245–261. https://doi.org/10.1159/000254339.

Wegold Edelmetalle GmbH (2023). Goldgusslegierungen für Kronen, Brücken und Goldfüllungen. https://www.wegold.de/produkte/legierungen/goldguss-legierungen (zuletzt abgerufen am: 03. April 2024).

Wilhelm, M. (1999). Metalle und Metalloide. In Mersch-Sundermann, V. (Hrsg.), *Umweltmedizin. Grundlagen der Umweltmedizin, klinische Umweltmedizin, ökologische Medizin*, 143–147. Thieme Verlag.

Winkler, R. (1991). *Kofferdam in Theorie und Praxis*. Quintessenz Verlags-GmbH.

Wirz, J., Dillena, P. & Schmidli, F. (1991). Quecksilbergehalt im Speichel. *Quintessenz,* 42(7), 1161–1165.